응급구조학생을 위한

병원임상현장실습서

기은영 · 정한호 · 배성주 · 김병용 · 안주영 · 이상한 · 한정규 공저

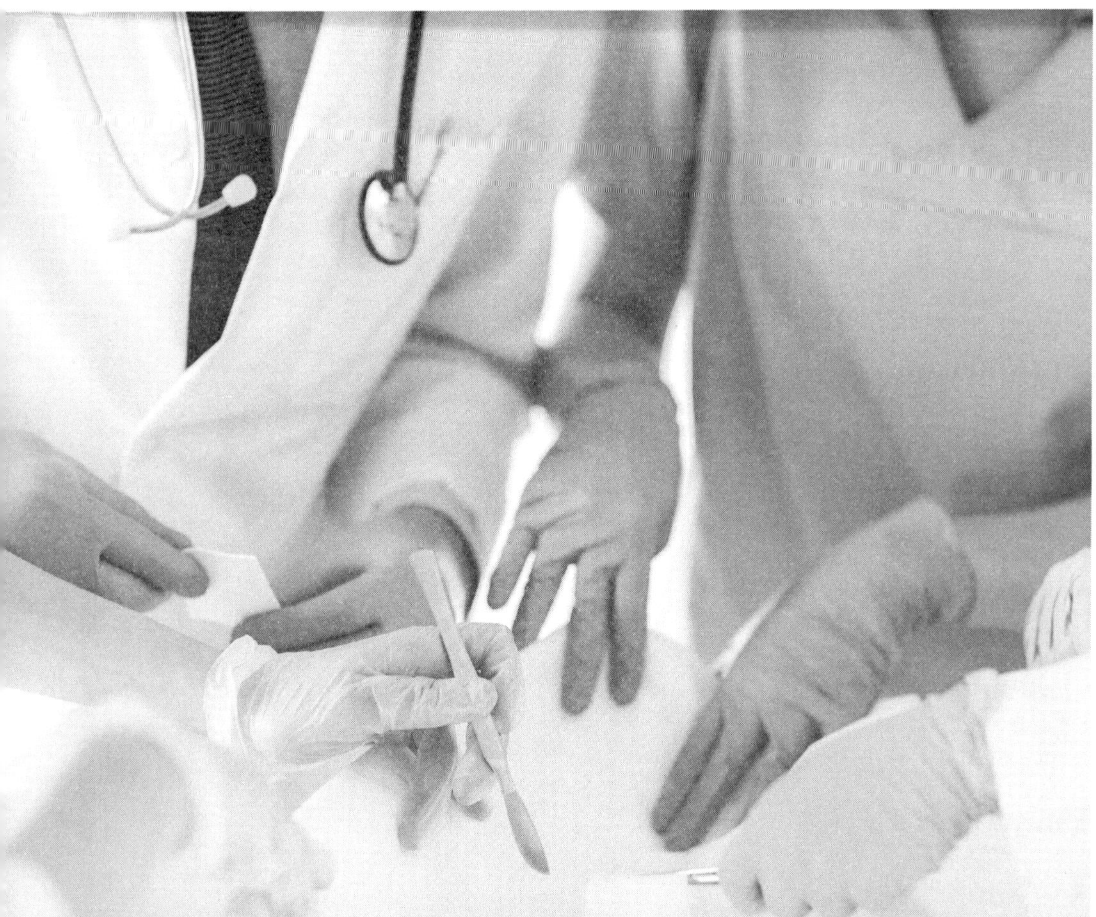

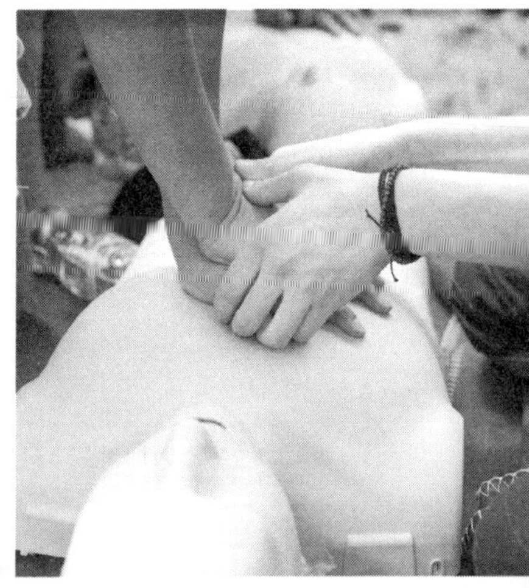

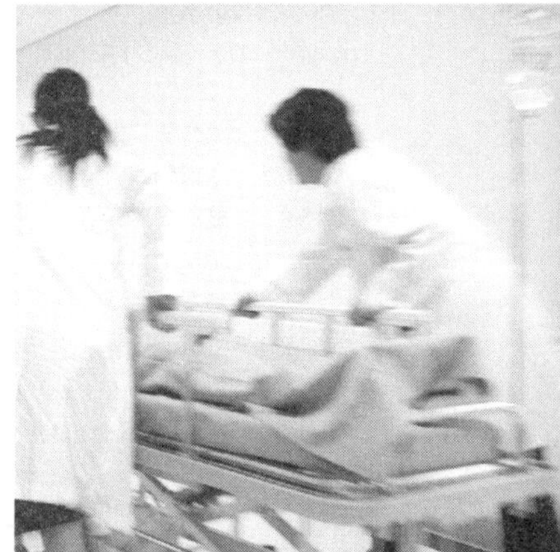

학지사메디컬
HAKJISA MEDICAL

응급구조학생을 위한 병원임상현장실습서

2018년 6월 14일 1판 1쇄 인쇄
2018년 6월 20일 1판 1쇄 발행
2020년 1월 20일 1판 2쇄 발행

지은이 | 기은영 · 정한호 · 배성주 · 김병용 · 안주영 · 이상한 · 한정규
펴낸이 | 김진환
펴낸곳 | 학지사메디컬
04031 서울특별시 마포구 양화로 15길 20 마인드월드빌딩
대표전화_ 02-330-5188 팩스_ 02-326-0338
등 록 | 2010년 2월 8일 제313-2010-36호
메 일 | hakjisamd@hakjisamd.co.kr
홈페이지 | http://www.hakjisamd.co.kr

ISBN 978-89-6069-704-1 93510

가 격 | 15,000원

인사말

각종 재난 및 사고 등의 발생으로 응급의료에 관한 사회적 요구와 필요성이 확장됨에 따라 전문 응급구조에 대한 요구도 점차 높아지고 있다. 이러한 응급의료 수요가 높아지고 있는 사회에서 우리 응급구조학과 교육과정이 3년과 4년으로, 시대가 요구하는 전문화에 발맞춰 나아가기 위해 이론적 지식은 물론이고 임상실습 교육은 더욱더 강화할 필요가 절실하다.

이러한 흐름 속에 최근 계속적인 학과 신설 및 대형병원 응급실로 실습생이 집중되는 과밀화 현상, 실습기관 내 소속 불분명, 실습기관 담당자의 부재 등 여러 요인들로 인해 응급구조과 학생의 현장임상실습에 어려움이 있다.

실제 응급의료센터에서 접하게 되는 응급상황 대처 능력, 응급구조사의 업무 등에 적극적이고 내실화된 교육이 되어야 하며 이러한 학생들에게 임상실습현장에서 실제적인 도움이 되고, 참고가 될 실습서가 개발되어 학생들이 임상실습에 조금 더 적극적이고 능동적으로 대처할 수 있도록 해야 할 것이다.

이 지침서는 임상실습 중 각 chapter별 실습 목표와 check list, 응급환자 보고서 및 응급질병 문헌고찰, 최근 병원 내에서 시행되고 있는 한국형 중증도 분류도구(KATS) 등을 첨부하여 학생들도 직접 응급환자를 분류할 수 있도록 하였다. 또한 응급검사, 전문소생술을 위한 알고리즘, 응급약물 및 수혈 등 학생들이 실습 중 꼭 필요한 내용들을 수록하였다.

특히 병원임상현장실습서는 학생들이 응급환자 보고서, 응급질병에 대한 문헌고찰을 매일 작성함으로써 응급환자에게 직접 시행하는 환자평가, 치료 방법에 대하여 선 경험을 갖고 실제 임상에서 보다 전문성, 자신감, 적극성, 적응력을 향상시켜 응급환자의 생명을 끝까지 구하는 응급구조사가 될 것이다.

마지막으로 응급구조사의 업무를 이해하고 현장실습에 도움이 되기를 바라며 바쁜 업무 속에서도 병원임상현장실습서 작성을 위하여 많은 시간과 노력을 해주신 서정대학교 기은영, 이상한, 한정규 교수님, 마산대학교 정한호 교수님, 포항대학교 배성주 교수님, 선린대학교 김병용 교수님, 성덕대학교 안주영 교수님께 큰 감사 말씀을 드리고 정담미디어 임직원 여러분께 감사의 인사를 드립니다.

2018년 6월

저자일동

차례

I 응급구조사

1. 응급구조사 선서 및 윤리강령

2. 응급구조사의 업무 범위

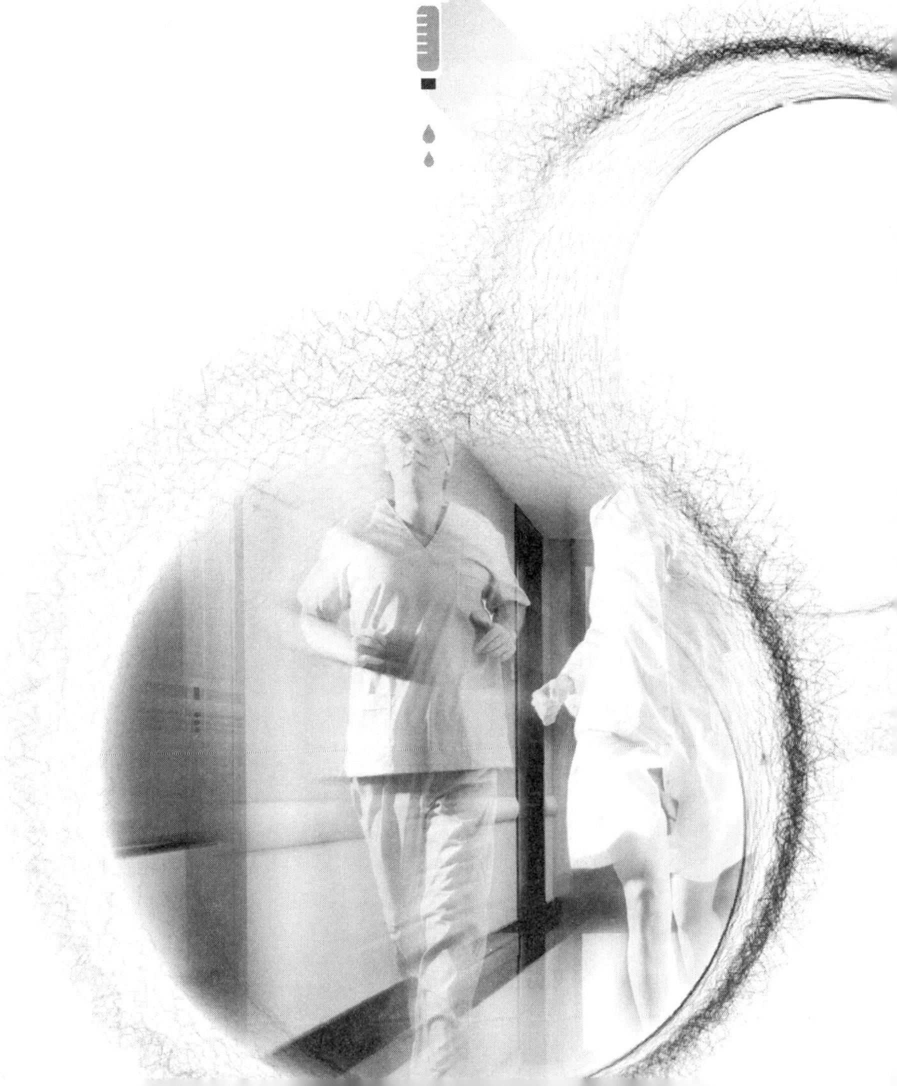

1. 응급구조사 선서 및 윤리강령

응급구조사 선서

■ 나는 응급구조사로서
그 역할과 책무를 다하기 위하여
기본 윤리를 갖추고
언제 어디서라도 응급의료를 시행가능하도록
전문기술을 습득하고 연마정진하는 데
게을리하지 않을 것을 선서합니다.

■ 나는 어떠한 갑작스런 질병이나 사고현장에서도
나의 의학적 한계를 알고,
자신감과 침착함을 가지고 직무에 임할 것이며,
끊임없는 자아훈련을 통해 감정을 조절하고
책임있는 통솔력과
최선의 응급처치를 시행할 수 있는 도덕적 책임감을 갖고,
손상으로 고통받는 응급환자의 생명보호와 그의 고통을
경감시키고, 합병증이 발생하지 않도록
최선의 응급처치를 시행할 것입니다.

■ 나는 또한
직무상 알게 된 모든 이의 비밀을
절대 누설하거나 공개하지 않을 것이며,
의학적 위급의 정도를 제외한 어떤 이유라도
응급환자를 차별하지 않겠습니다.

■ 나는
응급구조사로서 부여받은
상담과 구조와 이송의 임무를 명심하고,
어떠한 응급의료를 요청받거나 응급의료를 발견하더라도
선한 사마리아인으로서
즉시 응할 것이며,
이유없이 피하거나 중단하지 않을 것을
여러분과 하나님 앞에 선서합니다.

응급구조사 윤리 강령

전문응급구조사로서 전문적 지위는 사회, 다른 의료 전문인, 전문적인 응급구조사에 대한 의무를 다하며 자발적인 개인적 참여에 의해 유지되고 증진된다.

- 응급구조사의 기본적인 책임은 생명을 보존하는 것이며 고통경감과 건강증진을 위함이며 해를 주지 않고 응급의료처치를 가능하게 하며 질을 올리는 것이다.
- 응급구조사는 국가, 인종, 종교, 피부색, 지위에 관계없이 인간 존엄에 기초한 인간 요구에 근거한 서비스를 제공한다.
- 응급구조사는 공공의 안녕에 해로운 것에는 전문지식과 기술을 사용하지 않는다.
- 응급구조사는 전문적인 일을 하면서 알게 된 모든 비밀정보는 법적인 요구 없이는 존중하며 비밀을 지킨다.
- 응급구조사는 한 시민으로서 법을 이해하며 지지하고 시민의 의무를 다한다.
- 응급구조사는 전문인으로서 모든 사람에 대한 응급의료 처치의 질을 증진하는 데 관심 있고 시민과 다른 건강 관리 전문가와 일함으로써 무한 책임을 진다.
- 응급구조사는 전문적인 자격을 유지해야하며 응급의료 체계의 다른 건강관리요원의 자격에 대해서도 관심을 보여야 한다.
- 응급구조사는 전문적인 훈련과 교육의 기본을 정의하고 유지하는 데 책임을 진다.
- 응급구조사는 독립적이든 비독립적이든 응급의료에 개인적인 전문적 행위와 판단에 책임을 지며 응급구조사의 실무에 영향을 주는 법을 알고 지킨다.
- 응급구조사는 응급구조사와 응급의료체계에 영향을 미치는 법률제정을 알아야 하며 참여한 책임이 있다.
- 응급구조사는 직업의 명예를 반영하는 개인적 윤리지침을 지킨다.
- 전문적 서비스에 참여하는 응급구조사 또는 응급구조사단체는 직업의 존엄성에 따라 행동한다.
- 응급구조사는 응급구조사의 전문적 능력이 요구되는 어떠한 서비스에 자격이 안 되는 사람에게 위임하지 않도록 하여 공공을 보호할 책임이 있다.
- 응급구조사는 응급구조사협회, 간호사, 의사, 응급의료체계의 다른 건강관리요원과 신뢰를 유지하며 함께 조화 있게 일한다.
- 응급구조사는 비윤리적인 절파를 거부하며 적절하고 전문적인 방법으로 다른 적절한 권위 있는 기관에 적절하지 못하거나 비윤리적인 행동을 폭로할 책임이 있다.

2. 응급구조사의 업무 범위(응급의료에 관한 법률 제 33조)

1. 1급 응급구조사의 업무범위

가. 심폐소생술의 시행을 위한 기도유지(기도기(airway)의 삽입, 기도삽관(intubation), 후두마스크 삽관 등을 포함한다.

나. 정맥로의 확보

다. 인공호흡기를 이용한 호흡의 유지

라. 약물투여: 저혈당성 혼수시 포도당의 주입, 흉통시 니트로글리세린의 혀아래(설하) 투여, 쇼크시 일정량의 수액투여, 천식발작시 기관지확장제 흡입

마. 제2호의 규정에 의한 2급 응급구조사의 업무

2. 2급 응급구조사의 업무범위

가. 구강내 이물질의 제거

나. 기도기(airway)를 이용한 기도유지

다. 기본 심폐소생술

라. 산소투여

마. 부목 · 척추고정기 · 공기 등을 이용한 사지 및 척추 등의 고정

바. 외부출혈의 지혈 및 창상의 응급처치

사. 심박 · 체온 및 혈압 등의 측정

아. 쇼크방지용 하의 증을 이용한 혈압의 유지

자. 자동제세동기를 이용한 규칙적 심박동의 유도

차. 흉통시 니트로글리세린의 혀아래(설하) 투여 및 천식발작시 기관지확장제 흡입 (환자가 해당 약물을 휴대하고 있는 경우에 한함)

II 실습개요

1. 실습목적

2. 실습에 관한 일반적 지침

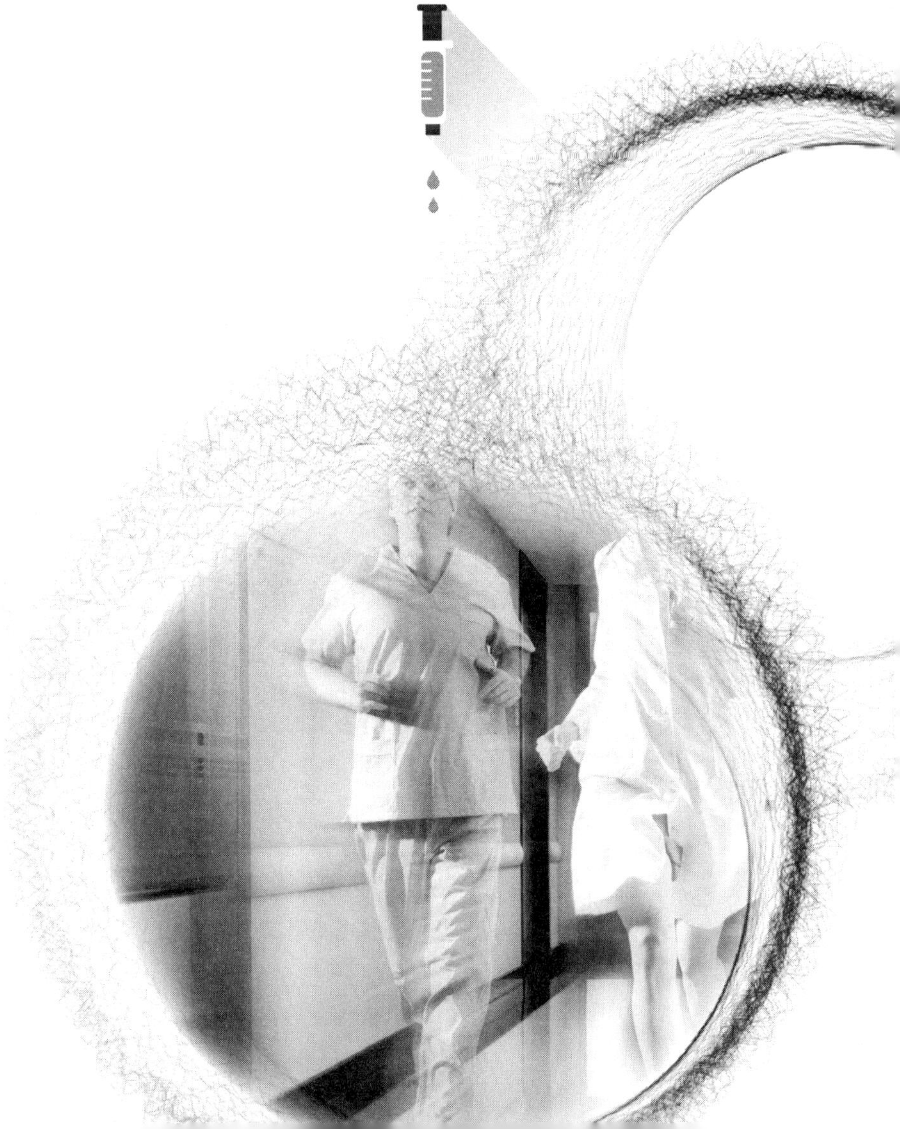

1. 실습목적

■ 목적

응급환자를 이해하고 응급처치에 관한 지식 및 환자평가, 기본 · 전문응급처치술기를 습득함으로서 적정수준의 응급처치를 수행할 수 있는 응급구조사의 자질을 함양하는 것에 그 목적이 있다.

■ 임상현장실습 학습목표

번호	구분	학습목표
1	중증도 분류하기	
	1)	응급환자에 대한 초기평가를 수행할 수 있다.
	2)	응급환자의 중증도 분류법에 따라 환자를 분류하고 안내할 수 있다.
2	환자감시하기	
	1)	활력징후를 측정할 수 있다.
	2)	심전도 검사를 수행할 수 있다.
	3)	환자감시(모니터링)에 따른 응급상황 발생 시 대처를 할 수 있다.
3	환자이동하기	
	1)	응급환자를 적절한 방법으로 이동(옮기기)시킬 수 있다.
	2)	환자 이동용 카트를 조작할 수 있다.
4	병원 내 응급처치하기	
	1)	진단 및 치료, 진료보조 업무에 필요한 적절한 의학용어를 사용할 수 있다.
	2)	환자분류별 응급검사 종류와 특성을 설명하고 응급처치 술기를 할 수 있다.
	3)	응급환자별 상태 및 진단에 따른 치료과정을 설명할 수 있다.
	4)	응급환자의 평가, 진단, 치료과정과 진료보조 과정에 대해 설명할 수 있다.
5	환자사례 보고하기	
	1)	응급환자의 평가, 검사, 진단, 치료과정에 대한 사례를 검토하고 보고서를 작성할 수 있다.
	2)	응급환자 사례연구를 통한 주요 환자의 Case Presentation을 할 수 있다.

2. 실습에 관한 일반적 지침

■ 복장 및 외모

1) 복장(실습복, 신발)은 항상 깨끗하고 단정해야 하며 품위를 지켜야 한다.
2) 복장에는 항상 명찰을 패용하여야 한다.
3) 외모는 청결을 유지하고, 진한 화장은 금하며, 실습복에는 장식품의 부착을 금한다.
4) 여학생의 경우 앞머리는 눈썹 위로 오도록 하고, 뒷머리는 앞쪽으로 넘어오지 않도록 망으로 묶어 처리한다.
5) 병원 내에서는 환자의 안전과 감염을 고려하여 청결한 흰 운동화를 착용한다.

■ 실습에 임하는 태도

1) 실습 중에는 지도교수의 허락 없이 실습장소를 이탈 할 수 없다.
2) 배정된 실습시간은 엄수하여야 하며, 해당 실습 지정장소에 실습시작 10분 전에 도착하여야 한다.
3) 부득이한 사유로(질병, 재해 등) 결석하는 경우, 실습 개시 전 학과와 해당 실습지 책임자에게 전화로 알려야 한다.
4) 적극적이고 학구적인 태도와 성실한 자세로 실습에 임한다.
5) 실습장에서의 모든 의료 요원으로부터 배우려는 자세를 가지며, 원만한 대인관계를 유지한다.
6) 실습장에서는 지도교수나 책임자의 허락 없이 환자에게 침습적 시술이나 치료를 제공 할 수 없다.
7) 병원물품을 책임자의 허락 없이 만지지 않는다.
8) 환자 및 그 가족과는 치료적 관계를 유지한다.
9) 항상 웃음 띤 얼굴과 상냥한 말씨, 적극적인 자세로 실습에 임한다.
10) 실습생으로서의 신분과 목적 이외의 활동을 하여서는 안 된다.
11) 현장실습기관의 제 규정 및 안전관리지침을 준수한다.
12) 현장실습 활동 저해 사유 발생 시에는 즉시 대학에 연락하여야 한다.

III 실습 관련 양식

1. 실습 서약서

2. 실습 평가표

3. 실습생 출석부

4. 현장실습 완료인정서

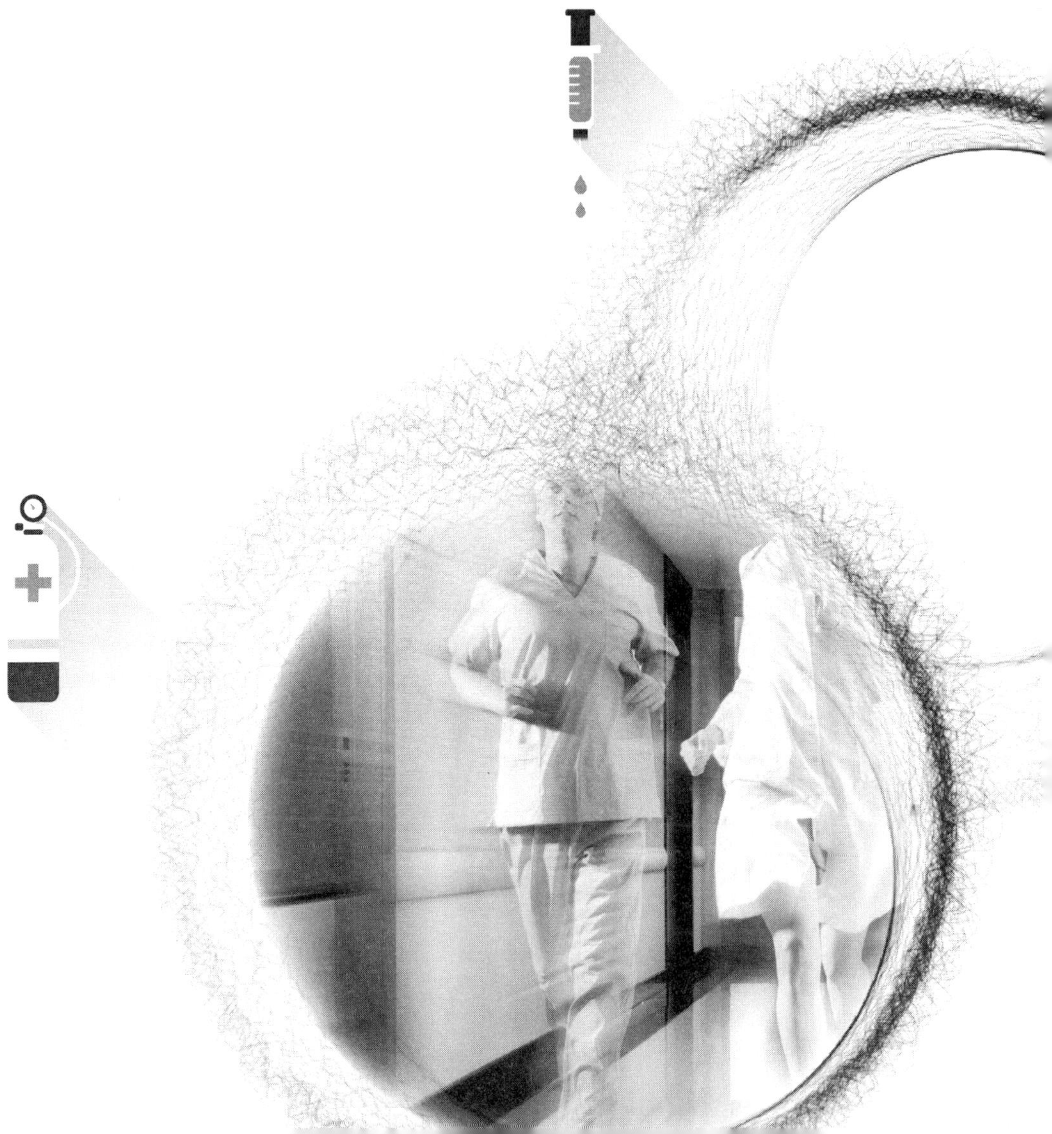

1. 실습 서약서

실습 서약서

본인은 20 년 월 일부터 20 년 월 일까지(일간), ( )에 현장실습생으로 파견됨에 있어 무단히 현장을 이탈하지 않고 학칙과 배정된 실습기관의 사칙을 엄수할 것은 물론 고의적인 보안사고 및 안전사고에 대한 책임과 실습업체에 손해를 초래하였을 시 전적으로 본인들이 배상할 것을 보호자 연서로써 서약서를 제출합니다.

20 . . .

과 학번:

실습생 성 명: ㉢

보호자 성 명: ㉢

보호자 연락처:

________________ 대학교 총장 귀하

실습기관명:

실습기관 주소:

TEL:

2. 실습 평가표

실습 평가표

■ 일반사항

학 과		실습기간		사진
학 년		기 관 명		
학 번		평 가 자	㉑	
성 명				

■ 평점표

점수 / 항목	10	9	8	7	6	5	4	3	2	1
1. 실습태도 2. 실습능력(신속, 정확, 완결성) 3. 새로운 실습사항에 대한 적응력 4. 현재 실습내용에 대한 지식과 기술 정도 5. 용무, 복장, 언행 등의 단정성 6. 협동심 및 직원과 실습생 간의 인간관계 7. 매사에 적극적이고 창의적인 활동성 8. 근면성(출 · 퇴근 상황 포함) 9. 책임감 및 독자적인 업무수행 능력 10. 각종 장비관리 상태 및 실습장소 정비 · 정돈 태도										
평 점	총 점(점)									
※ 특기사항(선행사항, 감점요인 등 특기할 만한 내용 기재)										

■ **총평** (상기와 같은 결과로 평가하여 아래항목 중 해당란에 표시하여 주시기 바랍니다)

대단히 우수(A-90)	우수(B-80)	보통(C-70)	불만족(D-60)	낙제(F-50)

________________ 대학교 총장 귀하

3. 실습생 출석부

실습생 출석부

- 기 관 명: ______________
- 실습책임자: ______________
- 실습생성명: ______________

요일	월	화	수	목	금	토
일자	월 일	월 일	월 일	월 일	월 일	월 일
근무						
담당자 서명						
일자	월 일	월 일	월 일	월 일	월 일	월 일
근무						
담당자 서명						
일자	월 일	월 일	월 일	월 일	월 일	월 일
근무						
담당자 서명						
일자	월 일	월 일	월 일	월 일	월 일	월 일
근무						
담당자 서명						
일자	월 일	월 일	월 일	월 일	월 일	월 일
근무						
담당자 서명						
일자	월 일	월 일	월 일	월 일	월 일	월 일
근무						
담당자 서명						
총 실습일수 ______ 일				결근일수 ______ 일		

4. 현장실습 완료인정서

현장실습 완료인정서

소　속:　　　　　　대학교

학　과: 응급구조(학)과

성　명:

실습기관:

실습기간:　　　　　~

위와 같이 실습을 완료하였음을 인정함

년　　월　　일

(실습기관장)　　　　　　　　　　(직인)

IV 실습 Check list

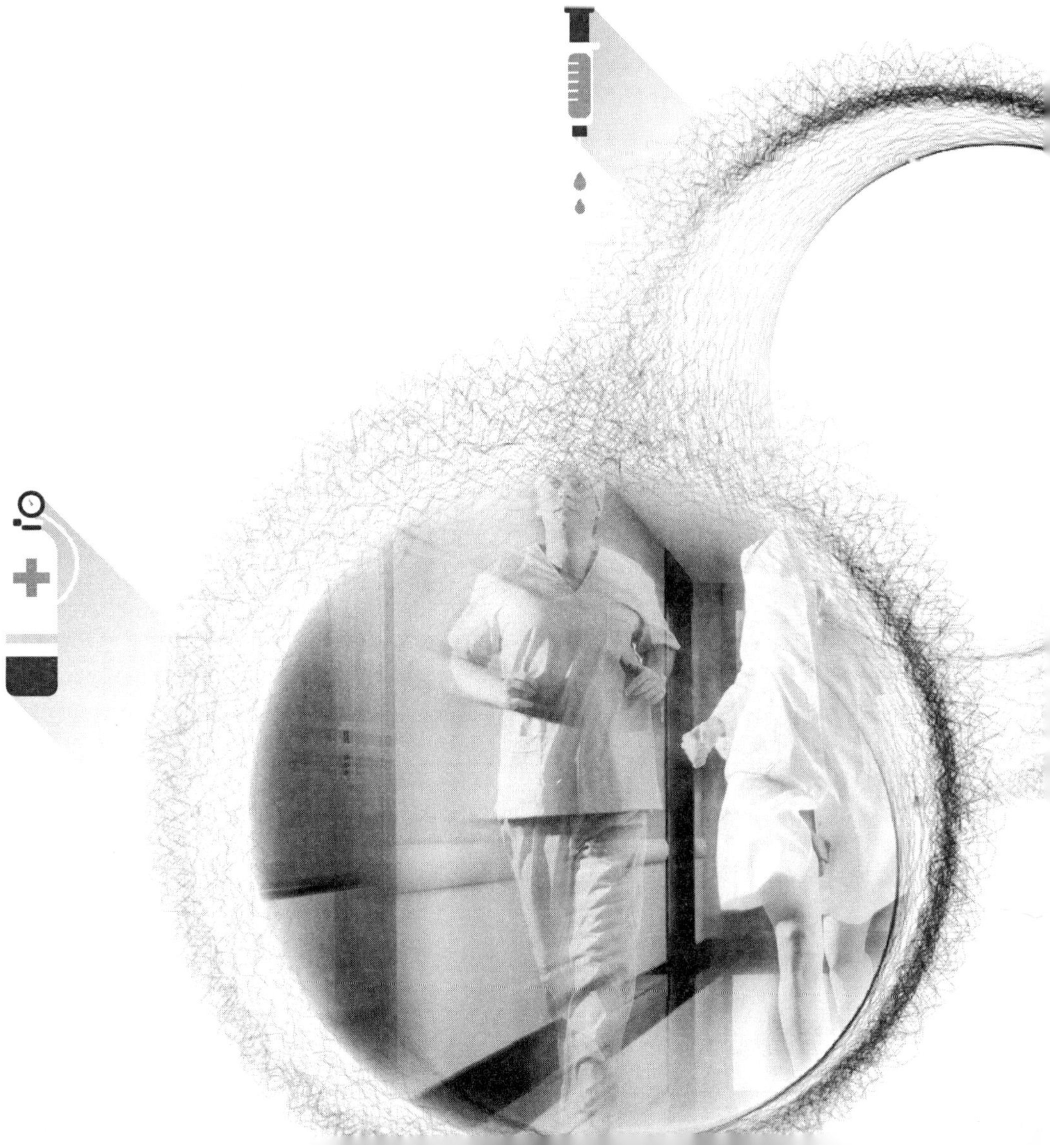

☐ 실습지 책임자: ____________________ ㊞

☐ 실습경험 표기 방법은 횟수만큼 正자로 표기할 것

항목	내용		관찰	보조 및 수행
1. 환자인계	구급대원으로부터의 인계			
2. 일반적 대처	환자/보호자 면담			
	환자와 보호자의 정서적지지 도모			
	환자 사생활 보호			
	환자나 보호자 공격행동 조절			
	ER chart reading			
3. 환자평가	V/S check	BP		
		PR		
		SpO2		
		BT		
		RR		
	GCS를 이용한 의식상태 평가			
	OPQRST를 이용한 문진평가			
	Pupil reflex			
	Auscultation	heart sound		
		lung sound		
		bowl sound		
	AVPU			
4. 검사 및 측정	EKG			
	BST			
	CVP			
	ETCO2			
	PCWP			
	ICP			
	Radiography(x-ray, CT, MRI)			
	Endoscope			
	Ultrasonography			
	ABGA			
	Blood sampling			
	Histological exam.			
	Microbiological exam.			
	Urinalysis			
	기타(객담, 대변 등)			

항목	내용		관찰	보조 및 수행
5. 기도 및 호흡관리	OPA, NPA			
	Suction	endotracheal		
		oral & nasal		
	Intubation	endotracheal		
		orotracheal		
		LT		
		기타(　　　　)		
	Difficult airway			
	Airway obstruction	adult		
		infant		
	O2 supply	nasal cannula		
		facial mask		
		ventri mask		
		BVM		
		ventilator		
	tracheostomy			
	cricothyrotomy			
6. 순환회복	CPR			
	Defibrillation			
	TCP			
	Cardioversion			
	carotid sinus massage			
	cardiac massage			
	infusion pump			
	transfusion			
7. 섭취 및 배설관리	I/O check			
	Foley	단순		
		유치		
	enema			
8. 이동 및 자세유지	체위 및 자세변경			
	휠체어를 이용한 환자이동			
	Stretcher cart를 이용한 환자이동			
	억제대 사용			

항목	내용		관찰	보조 및 수행
9. 주사 및 투약	Medication	P.O		
		S.L		
		I.R		
		I.M		
		S.C		
		I.D		
		점적 (눈, 귀)		
		기관내		
	IV	Peripheral		
		Subclavian vein		
		Jugular vein		
		scalp vein		
		femoral vein		
	Intracardiac			
	Heparin lock			
	piggy back			
	Vial 에서 약물뽑기			
	ample 에서 약물뽑기			
	syringe pump사용			
	nebulizer 사용			
10. 감염관리	격리환자관리			
	오염물 처리			
	감염성 폐기물 관리			
	Forceps handling			
	Gloving			
11. 환경응급 및 중독	열성장애 환자 처치; cooling			
	한냉손상 환자 처치; warm set 사용			
	Drowning Pt Tx			
	Bite Tx	Human bite		
		Mammalians bite		
		Snake bite		
		Insect bite		
	CO poisoning Tx			
	Alcohol intoxication Tx			
	Narcotic intoxication Tx			
	Drug intoxication Tx			
	Pesticide intoxicaiton Tx			

<table>
<tr><th>항목</th><th colspan="2">내용</th><th>관찰</th><th>보조 및 수행</th></tr>
<tr><td rowspan="3">12. 위장관</td><td colspan="2">Gastric lavage</td><td></td><td></td></tr>
<tr><td colspan="2">L-tube insertion</td><td></td><td></td></tr>
<tr><td colspan="2">S-B tube</td><td></td><td></td></tr>
<tr><td rowspan="3">13. 수혈</td><td colspan="2">혈액의 청구 및 수령확인</td><td></td><td></td></tr>
<tr><td colspan="2">수혈 준비 및 시술</td><td></td><td></td></tr>
<tr><td colspan="2">수혈시 부작용 관찰 및 기록</td><td></td><td></td></tr>
<tr><td rowspan="17">14. 외상처치 및 시술</td><td rowspan="5">Wound dressing</td><td>amputation</td><td></td><td></td></tr>
<tr><td>avulsion</td><td></td><td></td></tr>
<tr><td>incision or puncture</td><td></td><td></td></tr>
<tr><td>abrasion or laceration</td><td></td><td></td></tr>
<tr><td>burn</td><td></td><td></td></tr>
<tr><td colspan="2">Shock Tx</td><td></td><td></td></tr>
<tr><td colspan="2">Flail chest Tx</td><td></td><td></td></tr>
<tr><td colspan="2">Reduction of fx</td><td></td><td></td></tr>
<tr><td colspan="2">Cast</td><td></td><td></td></tr>
<tr><td colspan="2">Splint</td><td></td><td></td></tr>
<tr><td colspan="2">Suture</td><td></td><td></td></tr>
<tr><td colspan="2">Peritoneal tapping</td><td></td><td></td></tr>
<tr><td colspan="2">Cutdown</td><td></td><td></td></tr>
<tr><td colspan="2">Thoracotomy</td><td></td><td></td></tr>
<tr><td colspan="2">I & D set</td><td></td><td></td></tr>
<tr><td colspan="2">Chest tapping</td><td></td><td></td></tr>
<tr><td colspan="2">Culdocentesis</td><td></td><td></td></tr>
<tr><td rowspan="3">15. 임종관리</td><td colspan="2">Hospice care</td><td></td><td></td></tr>
<tr><td colspan="2">Emotional support</td><td></td><td></td></tr>
<tr><td colspan="2">DNR</td><td></td><td></td></tr>
<tr><td rowspan="3">16. 기타활동*</td><td colspan="2"></td><td></td><td></td></tr>
<tr><td colspan="2"></td><td></td><td></td></tr>
<tr><td colspan="2"></td><td></td><td></td></tr>
</table>

*실습항목에 제시되지 않았던 경험 내용을 기술하십시오.

V 응급환자 보고서 및 응급질병 문헌고찰

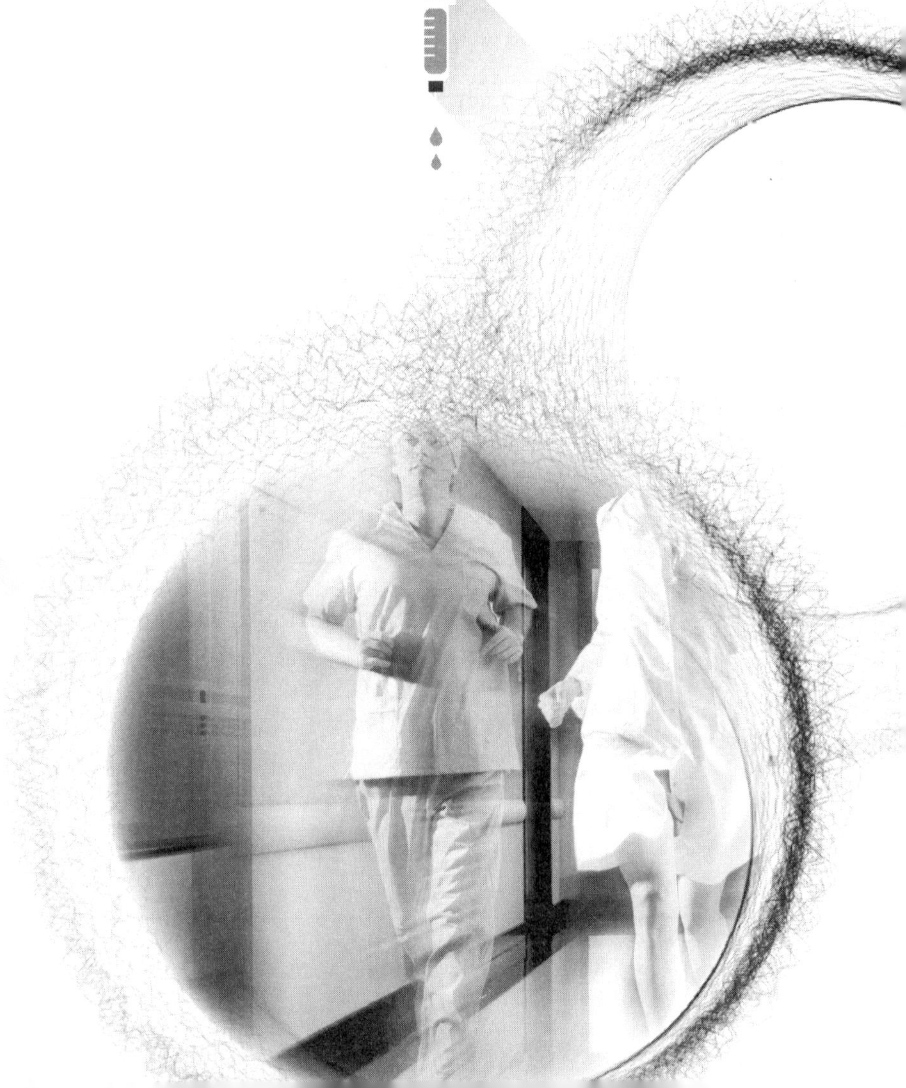

응급환자 보고서

☐ 실습지 책임자: ______________ ㊞

내원일시:	년 월 일 시 분			
환자정보	이름	성별	나이	전화번호
주소			몸무게(BW)	직업

내원사유 ☐ 질병 ☐ 질병외 ☐ 미상　　KTAS Level ☐ I ☐ II ☐ III ☐ IV ☐ V

내원수단 ☐ 도보 ☐ 승용차 ☐ 택시 ☐ 119 ☐ 129 ☐ 112 ☐ 타병원구급차 ☐ 휠체어 ☐ 기타(　　)

구　분 ☐ 교통사고(　　) ☐ 낙상 ☐ 폭행 ☐ 자상 ☐ 화상 ☐ 중독(　　) ☐ 기타(　　)

병원전처치(Prehospital treatment)

주증상(C/C)	on set (Last Normal Time: , First Abnormal Time:)

현병력(P.I.)

의식수준(P.Ex)	☐ Alert ☐ Drowsy ☐ Stupor ☐ Semicoma ☐ Coma			
활력징후	혈압(BP)	맥박(PR)	호흡(RR)	체온(BT)
time(　:　)				
BST　　mg/dl	SpO2　　%			

GCS	
Eye Opening	
Spontaneous	4
To Voice	3
To Pain	2
None	1
Verbal response	
Oriented	5
Confused	4
Inappropriate worlds	3
Incomprehensive words	2
Motor response	
Obey command	6
Purposeful movements	5
Withdraw	4
Flexion	3
Extension	2
None	1
Total :	

과거력	☐ Hypertension ☐ DM ☐ Hepatitis(　) ☐ Pulmonary Tbc ☐ Asthma ☐ 심장질환: ☐ 간질환: ☐ 폐질환: ☐ 기타:
	☐ 입원력 Admission Hx.: ☐ 수술력 Operation Hx.: ☐ 알레르기 Allergy: ☐ 음주력 Alcohol(주*년): ☐ 흡연력 Smoking(갑*년):
계통별검진(ROS)*	
신체검진(P.Ex.)	G/A (☐ not ☐ acute ☐ chronic) ill-looking HEENT: Pupil size (　/　mm) PLR (　/　) ☐ Isocoric ☐ Anemic ☐ Icteric Chest: Breathing Sound (☐ Clear ☐ Coarse ☐ Wheezing ☐ Rale) on (Rt /Lt) Heart: Heart Beat (☐ Regular ☐ Irregular) Heart sound (☐ Clear ☐ Murmur) Abd: Bowel Sound (☐ Active ☐ Hyperactive ☐ Hypoactive ☐ None) Tenderness (☐ Direct ☐ Rebound) at (　Q) Ext.: ☐ pitting edema ☐ clubbing finger Back: CVA Tenderness (　/　)

* ROS(Review of system): A/N/V/C/D, C/S/R, Dyspnea, Sore throat, Chest pain, Palpitation, Headache, Dizziness, Vertigo, Jaundice, Otalgia, Skin Rash, Fever, Chill, Weakness, Hematemesis, Melena, Hematochezia, Hemoptysis, Hematuria, Voiding Difficulty, Poor oral intake etc

신체검진 (P.Ex)		
추정진단 (Imp)	1. 2. 3. 4.	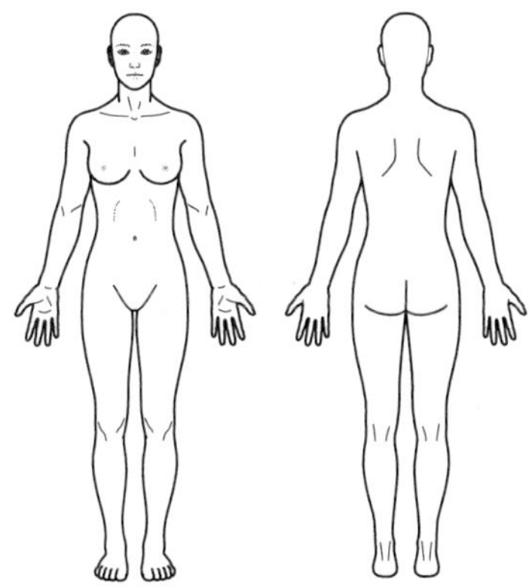

주요 검사결과 및 처치
(Intubation, CPR, Central line, CXR, B-CT, 혈액검사, 약물 etc)

추후 계획 (Plan)

최종 진단명 (Diagnosis)

타과 협진(consult)	시간	타과 협진(consult)	시간
1.		2.	

결과	□ 정상퇴원 □ 전원 □ 사망 □ DOA □ 응급수술 □ 기타( ) □ 입원(과) [1. 일반병실 2. 중환자실( )]

응급질병 문헌고찰

<table>
<tr><td colspan="2">실습일자</td><td>20　　년　　월　　일　　요일</td></tr>
<tr><td rowspan="2">임상과 연결된 이론</td><td>주제
(keyword)</td><td></td></tr>
<tr><td colspan="2"></td></tr>
<tr><td colspan="2">학습목표</td><td></td></tr>
<tr><td colspan="2">느낀점</td><td></td></tr>
</table>

응급환자 보고서

☐ 실습지 책임자: ______________ ㊞

내원일시: 년 월 일 시 분				
환자정보	이름	성별	나이	전화번호
주소			몸무게(BW)	직업
내원사유 ☐ 질병 ☐ 질병외 ☐ 미상		KTAS Level ☐ I ☐ II ☐ III ☐ IV ☐ V		
내원수단 ☐ 도보 ☐ 승용차 ☐ 택시 ☐ 119 ☐ 129 ☐ 112 ☐ 타병원구급차 ☐ 휠체어 ☐ 기타( )				
구 분 ☐ 교통사고( ) ☐ 낙상 ☐ 폭행 ☐ 자상 ☐ 화상 ☐ 중독( ) ☐ 기타( )				
병원전처치(Prehospital treatment)				

주증상(C/C)		on set (Last Normal Time: , First Abnormal Time:)		GCS
현병력(P.I.)				Eye Opening Spontaneous 4 To Voice 3 To Pain 2 None 1
				Verbal response Oriented 5 Confused 4 Inappropriate worlds 3 Incomprehensive words 2
의식수준(P.Ex)	☐ Alert ☐ Drowsy ☐ Stupor ☐ Semicoma ☐ Coma			Motor response Obey command 6 Purposeful movements 5 Withdraw 4 Flexion 3 Extension 2 None 1
활력징후	혈압(BP)	맥박(PR)	호흡(RR)	체온(BT)
time(:)				
BST mg/dl		SpO2 %		Total :

과거력	☐ Hypertension ☐ DM ☐ Hepatitis( ) ☐ Pulmonary Tbc ☐ Asthma ☐ 심장질환: ☐ 간질환: ☐ 폐질환: ☐ 기타:
	☐ 입원력 Admission Hx.: ☐ 수술력 Operation Hx.: ☐ 알레르기 Allergy: ☐ 음주력 Alcohol(주*년): ☐ 흡연력 Smoking(갑*년):
계통별검진(ROS)*	
신체검진(P.Ex.)	G/A (☐ not ☐ acute ☐ chronic) ill-looking HEENT: Pupil size (/ mm) PLR (/) ☐ Isocoric ☐ Anemic ☐ Icteric Chest: Breathing Sound (☐ Clear ☐ Coarse ☐ Wheezing ☐ Rale) on (Rt /Lt) Heart: Heart Beat (☐ Regular ☐ Irregular) Heart sound (☐ Clear ☐ Murmur) Abd: Bowel Sound (☐ Active ☐ Hyperactive ☐ Hypoactive ☐ None) Tenderness (☐ Direct ☐ Rebound) at (Q) Ext.: ☐ pitting edema ☐ clubbing finger Back: CVA Tenderness (/)

* ROS(Review of system): A/N/V/C/D, C/S/R, Dyspnea, Sore throat, Chest pain, Palpitation, Headache, Dizziness, Vertigo, Jaundice, Otalgia, Skin Rash, Fever, Chill, Weakness, Hematemesis, Melena, Hematochezia, Hemoptysis, Hematuria, Voiding Difficulty, Poor oral intake etc

신체검진 (P.Ex)		
추정진단 (Imp)	1. 2. 3. 4.	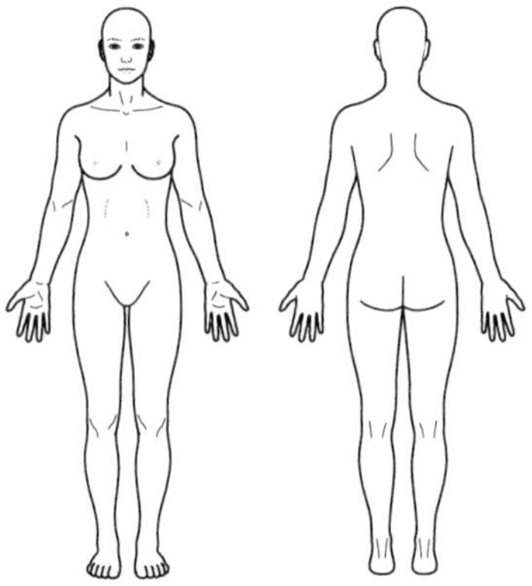

주요 검사결과 및 처치
(Intubation, CPR, Central line, CXR, B-CT, 혈액검사, 약물 etc)

추후 계획 (Plan)

최종 진단명 (Diagnosis)

타과 협진(consult)	시간	타과 협진(consult)	시간
1.		2.	

결과	☐ 정상퇴원 ☐ 전원 ☐ 사망 ☐ DOA ☐ 응급수술 ☐ 기타( ) ☐ 입원(과) [1. 일반병실 2. 중환자실( )]

응급질병 문헌고찰

<table>
<tr><td colspan="2">실습일자</td><td>20 년 월 일 요일</td></tr>
<tr><td rowspan="2">임상과 연결된 이론</td><td>주제
(keyword)</td><td></td></tr>
<tr><td colspan="2"></td></tr>
<tr><td colspan="2">학습목표</td><td></td></tr>
<tr><td colspan="2">느낀점</td><td></td></tr>
</table>

응급환자 보고서

☐ 실습지 책임자: ________________ ㊞

내원일시: 년 월 일 시 분				
환자정보	이름	성별	나이	전화번호
주소			몸무게(BW)	직업
내원사유 ☐ 질병 ☐ 질병외 ☐ 미상		KTAS Level ☐ I ☐ II ☐ III ☐ IV ☐ V		
내원수단 ☐ 도보 ☐ 승용차 ☐ 택시 ☐ 119 ☐ 129 ☐ 112 ☐ 타병원구급차 ☐ 휠체어 ☐ 기타( )				
구 분 ☐ 교통사고( ) ☐ 낙상 ☐ 폭행 ☐ 자상 ☐ 화상 ☐ 중독( ) ☐ 기타( )				
병원전처치(Prehospital treatment)				
주증상(C/C)		on set (Last Normal Time: , First Abnormal Time:)		GCS
현병력(P.I.)				Eye Opening Spontaneous 4 To Voice 3 To Pain 2 None 1 Verbal response Oriented 5 Confused 4 Inappropriate worlds 3 Incomprehensive words 2
의식수준(P.Ex)	☐ Alert ☐ Drowsy ☐ Stupor ☐ Semicoma ☐ Coma			Motor response Obey command 6 Purposeful movements 5 Withdraw 4 Flexion 3 Extension 2 None 1
활력징후	혈압(BP)	맥박(PR)	호흡(RR)	체온(BT)
time(:)				
BST mg/dl		SpO2 %		Total :

과거력	☐ Hypertension ☐ DM ☐ Hepatitis( ) ☐ Pulmonary Tbc ☐ Asthma ☐ 심장질환: ☐ 간질환: ☐ 폐질환: ☐ 기타: ☐ 입원력 Admission Hx.: ☐ 수술력 Operation Hx.: ☐ 알레르기 Allergy: ☐ 음주력 Alcohol(주*년): ☐ 흡연력 Smoking(갑*년):
계통별검진(ROS)*	
신체검진(P.Ex.)	G/A (☐ not ☐ acute ☐ chronic) ill-looking HEENT: Pupil size (/ mm) PLR (/) ☐ Isocoric ☐ Anemic ☐ Icteric Chest: Breathing Sound (☐ Clear ☐ Coarse ☐ Wheezing ☐ Rale) on (Rt /Lt) Heart: Heart Beat (☐ Regular ☐ Irregular) Heart sound (☐ Clear ☐ Murmur) Abd: Bowel Sound (☐ Active ☐ Hyperactive ☐ Hypoactive ☐ None) Tenderness (☐ Direct ☐ Rebound) at (Q) Ext.: ☐ pitting edema ☐ clubbing finger Back: CVA Tenderness (/)

* ROS(Review of system): A/N/V/C/D, C/S/R, Dyspnea, Sore throat, Chest pain, Palpitation, Headache, Dizziness, Vertigo, Jaundice, Otalgia, Skin Rash, Fever, Chill, Weakness, Hematemesis, Melena, Hematochezia, Hemoptysis, Hematuria, Voiding Difficulty, Poor oral intake etc

<table>
<tr><td>신체검진
(P.Ex)</td><td></td><td rowspan="2">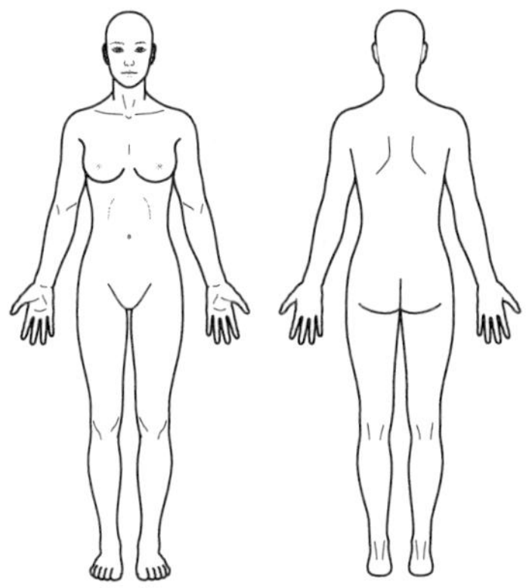</td></tr>
<tr><td>추정진단
(Imp)</td><td>1.
2.
3.
4.</td></tr>
<tr><td colspan="3">주요 검사결과 및 처치
(Intubation, CPR, Central line, CXR, B-CT, 혈액검사, 약물 etc)</td></tr>
<tr><td colspan="3">추후 계획 (Plan)</td></tr>
<tr><td colspan="3">최종 진단명 (Diagnosis)</td></tr>
</table>

<table>
<tr><td>타과 협진(consult)</td><td>시간</td><td>타과 협진(consult)</td><td>시간</td></tr>
<tr><td>1.</td><td></td><td>2.</td><td></td></tr>
<tr><td>결과</td><td colspan="3">☐ 정상퇴원 ☐ 전원 ☐ 사망 ☐ DOA ☐ 응급수술 ☐ 기타( )
☐ 입원(과) [1. 일반병실 2. 중환자실( )]</td></tr>
</table>

응급질병 문헌고찰

<table>
<tr><td colspan="2">실습일자</td><td>20 년 월 일 요일</td></tr>
<tr><td rowspan="2">임상과 연결된 이론</td><td>주제 (keyword)</td><td></td></tr>
<tr><td colspan="2"></td></tr>
<tr><td colspan="2">학습목표</td><td></td></tr>
<tr><td colspan="2">느낀점</td><td></td></tr>
</table>

응급환자 보고서

☐ 실습지 책임자: ______________________ ㉤

내원일시:	년	월	일	시	분
환자정보	이름	성별	나이	전화번호	
주소			몸무게(BW)	직업	

내원사유	☐ 질병	☐ 질병외	☐ 미상	KTAS Level	☐ I	☐ II	☐ III	☐ IV	☐ V
내원수단	☐ 도보	☐ 승용차	☐ 택시	☐ 119	☐ 129	☐ 112	☐ 타병원구급차	☐ 휠체어	☐ 기타( )
구 분	☐ 교통사고( )	☐ 낙상	☐ 폭행	☐ 자상	☐ 화상	☐ 중독( )	☐ 기타( )		

병원전처치(Prehospital treatment)

주증상(C/C)	on set (Last Normal Time: , First Abnormal Time:)
현병력(P.I.)	

의식수준(P.Ex)	☐ Alert	☐ Drowsy	☐ Stupor	☐ Semicoma	☐ Coma
활력징후	혈압(BP)	맥박(PR)	호흡(RR)	체온(BT)	
time(:)					
BST mg/dl	SpO2 %				

GCS	
Eye Opening	
Spontaneous	4
To Voice	3
To Pain	2
None	1
Verbal response	
Oriented	5
Confused	4
Inappropriate worlds	3
Incomprehensive words	2
Motor response	
Obey command	6
Purposeful movements	5
Withdraw	4
Flexion	3
Extension	2
None	1
Total :	

과거력	☐ Hypertension ☐ DM ☐ Hepatitis( ) ☐ Pulmonary Tbc ☐ Asthma ☐ 심장질환: ☐ 간질환: ☐ 폐질환: ☐ 기타:
	☐ 입원력 Admission Hx.: ☐ 수술력 Operation Hx.: ☐ 알레르기 Allergy: ☐ 음주력 Alcohol(주*년): ☐ 흡연력 Smoking(갑*년):
계통별검진(ROS)*	
신체검진(P.Ex.)	G/A (☐ not ☐ acute ☐ chronic) ill-looking HEENT: Pupil size (/ mm) PLR (/) ☐ Isocoric ☐ Anemic ☐ Icteric Chest: Breathing Sound (☐ Clear ☐ Coarse ☐ Wheezing ☐ Rale) on (Rt /Lt) Heart: Heart Beat (☐ Regular ☐ Irregular) Heart sound (☐ Clear ☐ Murmur) Abd: Bowel Sound (☐ Active ☐ Hyperactive ☐ Hypoactive ☐ None) Tenderness (☐ Direct ☐ Rebound) at (Q) Ext.: ☐ pitting edema ☐ clubbing finger Back: CVA Tenderness (/)

* ROS(Review of system): A/N/V/C/D, C/S/R, Dyspnea, Sore throat, Chest pain, Palpitation, Headache, Dizziness, Vertigo, Jaundice, Otalgia, Skin Rash, Fever, Chill, Weakness, Hematemesis, Melena, Hematochezia, Hemoptysis, Hematuria, Voiding Difficulty, Poor oral intake etc

신체검진 (P.Ex)		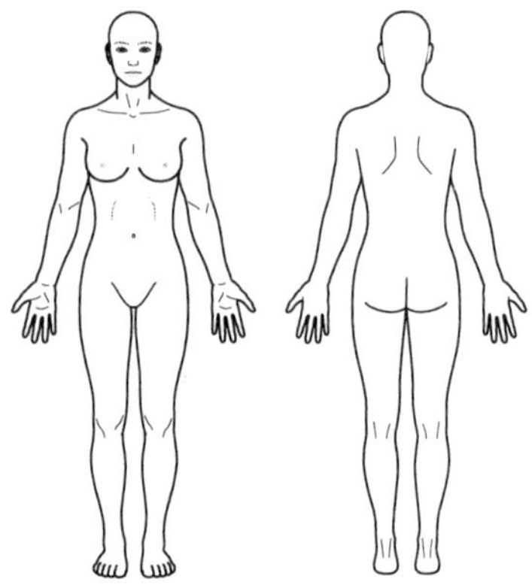
추정진단 (Imp)	1. 2. 3. 4.	

주요 검사결과 및 처치
(Intubation, CPR, Central line, CXR, B-CT, 혈액검사, 약물 etc)

추후 계획 (Plan)

최종 진단명 (Diagnosis)

타과 협진(consult)	시간	타과 협진(consult)	시간
1.		2.	

결과	☐ 정상퇴원 ☐ 전원 ☐ 사망 ☐ DOA ☐ 응급수술 ☐ 기타( ) ☐ 입원(과) [1. 일반병실 2. 중환자실( )]

응급질병 문헌고찰

<table>
<tr><td colspan="2">실습일자</td><td>20 년 월 일 요일</td></tr>
<tr><td rowspan="2">임상과
연결된
이론</td><td>주제
(keyword)</td><td></td></tr>
<tr><td colspan="2"></td></tr>
<tr><td colspan="2">학습목표</td><td></td></tr>
<tr><td colspan="2">느낀점</td><td></td></tr>
</table>

응급환자 보고서

☐ 실습지 책임자: ____________________ ㊞

내원일시: 년 월 일 시 분				
환자정보	이름	성별	나이	전화번호
주소			몸무게(BW)	직업
내원사유 ☐ 질병 ☐ 질병외 ☐ 미상		KTAS Level ☐ I ☐ II ☐ III ☐ IV ☐ V		
내원수단 ☐ 도보 ☐ 승용차 ☐ 택시 ☐ 119 ☐ 129 ☐ 112 ☐ 타병원구급차 ☐ 휠체어 ☐ 기타( )				
구 분 ☐ 교통사고( ) ☐ 낙상 ☐ 폭행 ☐ 자상 ☐ 화상 ☐ 중독( ) ☐ 기타( )				
병원전처치(Prehospital treatment)				

주증상(C/C)	on set (Last Normal Time: , First Abnormal Time:)	GCS
		Eye Opening Spontaneous 4 To Voice 3 To Pain 2 None 1
현병력(P.I.)		Verbal response Oriented 5 Confused 4 Inappropriate worlds 3 Incomprehensive words 2

의식수준(P.Ex)	☐ Alert ☐ Drowsy ☐ Stupor ☐ Semicoma ☐ Coma				Motor response Obey command 6 Purposeful movements 5 Withdraw 4 Flexion 3 Extension 2 None 1
활력징후	혈압(BP)	맥박(PR)	호흡(RR)	체온(BT)	
time(:)					
BST mg/dl		SpO2 %			Total :

과거력	☐ Hypertension ☐ DM ☐ Hepatitis( ) ☐ Pulmonary Tbc ☐ Asthma ☐ 심장질환: ☐ 간질환: ☐ 폐질환: ☐ 기타:
	☐ 입원력 Admission Hx.: ☐ 수술력 Operation Hx.: ☐ 알레르기 Allergy: ☐ 음주력 Alcohol(주*년): ☐ 흡연력 Smoking(갑*년):
계통별검진(ROS)*	
신체검진(P.Ex.)	G/A (☐ not ☐ acute ☐ chronic) ill-looking HEENT: Pupil size (/ mm) PLR (/) ☐ Isocoric ☐ Anemic ☐ Icteric Chest: Breathing Sound (☐ Clear ☐ Coarse ☐ Wheezing ☐ Rale) on (Rt /Lt) Heart: Heart Beat (☐ Regular ☐ Irregular) Heart sound (☐ Clear ☐ Murmur) Abd: Bowel Sound (☐ Active ☐ Hyperactive ☐ Hypoactive ☐ None) Tenderness (☐ Direct ☐ Rebound) at (Q) Ext.: ☐ pitting edema ☐ clubbing finger Back: CVA Tenderness (/)

* ROS(Review of system): A/N/V/C/D, C/S/R, Dyspnea, Sore throat, Chest pain, Palpitation, Headache, Dizziness, Vertigo, Jaundice, Otalgia, Skin Rash, Fever, Chill, Weakness, Hematemesis, Melena, Hematochezia, Hemoptysis, Hematuria, Voiding Difficulty, Poor oral intake etc

신체검진 (P.Ex)		
추정진단 (Imp)	1. 2. 3. 4.	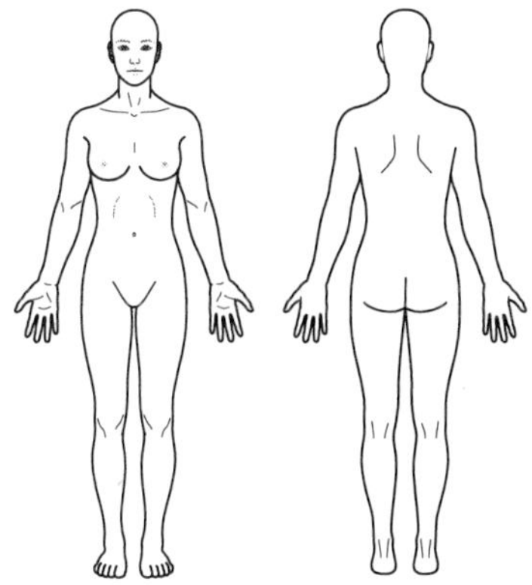

주요 검사결과 및 처치
(Intubation, CPR, Central line, CXR, B-CT, 혈액검사, 약물 etc)

추후 계획 (Plan)

최종 진단명 (Diagnosis)

타과 협진(consult)	시간	타과 협진(consult)	시간
1.		2.	

결과	☐ 정상퇴원 ☐ 전원 ☐ 사망 ☐ DOA ☐ 응급수술 ☐ 기타( ) ☐ 입원(과) [1. 일반병실 2. 중환자실( )]

응급질병 문헌고찰

<table>
<tr><td colspan="2">실습일자</td><td>20 년 월 일 요일</td></tr>
<tr><td rowspan="2">임상과
연결된
이론</td><td>주제
(keyword)</td><td></td></tr>
<tr><td colspan="2"></td></tr>
<tr><td colspan="2">학습목표</td><td></td></tr>
<tr><td colspan="2">느낀점</td><td></td></tr>
</table>

응급환자 보고서

☐ 실습지 책임자: ____________________ ㊞

내원일시: 년 월 일 시 분				
환자정보	이름	성별	나이	전화번호
주소			몸무게(BW)	직업
내원사유 ☐ 질병 ☐ 질병외 ☐ 미상		KTAS Level ☐ I ☐ II ☐ III ☐ IV ☐ V		
내원수단 ☐ 도보 ☐ 승용차 ☐ 택시 ☐ 119 ☐ 129 ☐ 112 ☐ 타병원구급차 ☐ 휠체어 ☐ 기타( )				
구 분 ☐ 교통사고( ) ☐ 낙상 ☐ 폭행 ☐ 자상 ☐ 화상 ☐ 중독( ) ☐ 기타( )				
병원전처치(Prehospital treatment)				

주증상(C/C)		on set (Last Normal Time: , First Abnormal Time:)		GCS
현병력(P.I.)				Eye Opening Spontaneous 4 To Voice 3 To Pain 2 None 1
				Verbal response Oriented 5 Confused 4 Inappropriate worlds 3 Incomprehensive words 2
의식수준(P.Ex)	☐ Alert ☐ Drowsy ☐ Stupor ☐ Semicoma ☐ Coma			Motor response Obey command 6 Purposeful movements 5 Withdraw 4 Flexion 3 Extension 2 None 1
활력징후	혈압(BP)	맥박(PR)	호흡(RR)	체온(BT)
time(:)				
BST mg/dl		SpO2 %		Total :

과거력	☐ Hypertension ☐ DM ☐ Hepatitis( ) ☐ Pulmonary Tbc ☐ Asthma ☐ 심장질환: ☐ 간질환: ☐ 폐질환: ☐ 기타:
	☐ 입원력 Admission Hx.: ☐ 수술력 Operation Hx.: ☐ 알레르기 Allergy: ☐ 음주력 Alcohol(주*년): ☐ 흡연력 Smoking(갑*년):
계통별검진(ROS)*	
신체검진(P.Ex.)	G/A (☐ not ☐ acute ☐ chronic) ill-looking HEENT: Pupil size (/ mm) PLR (/) ☐ Isocoric ☐ Anemic ☐ Icteric Chest: Breathing Sound (☐ Clear ☐ Coarse ☐ Wheezing ☐ Rale) on (Rt /Lt) Heart: Heart Beat (☐ Regular ☐ Irregular) Heart sound (☐ Clear ☐ Murmur) Abd: Bowel Sound (☐ Active ☐ Hyperactive ☐ Hypoactive ☐ None) Tenderness (☐ Direct ☐ Rebound) at (Q) Ext.: ☐ pitting edema ☐ clubbing finger Back: CVA Tenderness (/)

* ROS(Review of system): A/N/V/C/D, C/S/R, Dyspnea, Sore throat, Chest pain, Palpitation, Headache, Dizziness, Vertigo, Jaundice, Otalgia, Skin Rash, Fever, Chill, Weakness, Hematemesis, Melena, Hematochezia, Hemoptysis, Hematuria, Voiding Difficulty, Poor oral intake etc

신체검진 (P.Ex)	
추정진단 (Imp)	1. 2. 3. 4.

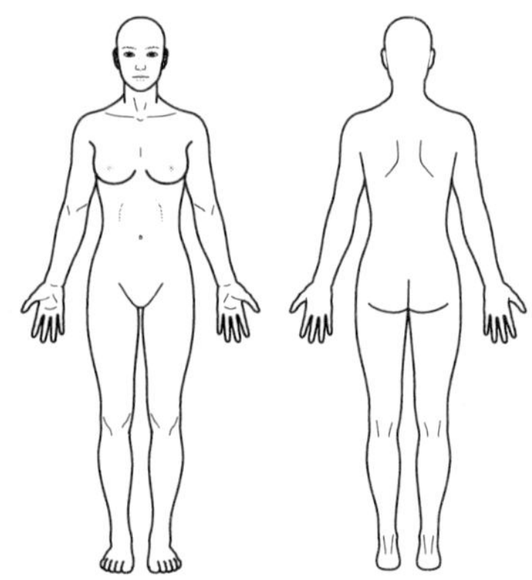

주요 검사결과 및 처치
(Intubation, CPR, Central line, CXR, B-CT, 혈액검사, 약물 etc)

추후 계획 (Plan)

최종 진단명 (Diagnosis)

타과 협진(consult)	시간	타과 협진(consult)	시간
1.		2.	
결과	□ 정상퇴원 □ 전원 □ 사망 □ DOA □ 응급수술 □ 기타( ) □ 입원(과) [1. 일반병실 2. 중환자실( )]		

응급질병 문헌고찰

<table>
<tr><td colspan="2">실습일자</td><td>20 년 월 일 요일</td></tr>
<tr><td rowspan="2">임상과
연결된
이론</td><td>주제
(keyword)</td><td></td></tr>
<tr><td colspan="2"></td></tr>
<tr><td colspan="2">학습목표</td><td></td></tr>
<tr><td colspan="2">느낀점</td><td></td></tr>
</table>

응급환자 보고서

☐ 실습지 책임자: ______________________ ㊞

내원일시:	년	월	일	시	분

환자정보	이름	성별	나이	전화번호
주소			몸무게(BW)	직업

내원사유 ☐ 질병 ☐ 질병외 ☐ 미상 | KTAS Level ☐ I ☐ II ☐ III ☐ IV ☐ V

내원수단 ☐ 도보 ☐ 승용차 ☐ 택시 ☐ 119 ☐ 129 ☐ 112 ☐ 타병원구급차 ☐ 휠체어 ☐ 기타( )

구 분 ☐ 교통사고( ) ☐ 낙상 ☐ 폭행 ☐ 자상 ☐ 화상 ☐ 중독( ) ☐ 기타( )

병원전처치(Prehospital treatment)

주증상(C/C)	on set (Last Normal Time: , First Abnormal Time:)	GCS
현병력(P.I.)		**Eye Opening** Spontaneous 4 To Voice 3 To Pain 2 None 1
		Verbal response Oriented 5 Confused 4 Inappropriate worlds 3 Incomprehensive words 2

의식수준(P.Ex)	☐ Alert	☐ Drowsy	☐ Stupor	☐ Semicoma	☐ Coma	Motor response Obey command 6 Purposeful movements 5 Withdraw 4 Flexion 3 Extension 2 None 1
활력징후	혈압(BP)	맥박(PR)	호흡(RR)	체온(BT)		
time(:)						
BST mg/dl		SpO2 %				Total :

과거력	☐ Hypertension ☐ DM ☐ Hepatitis( ) ☐ Pulmonary Tbc ☐ Asthma ☐ 심장질환: ☐ 간질환: ☐ 폐질환: ☐ 기타:
	☐ 입원력 Admission Hx.: ☐ 수술력 Operation Hx.: ☐ 알레르기 Allergy: ☐ 음주력 Alcohol(주*년): ☐ 흡연력 Smoking(갑*년):
계통별검진(ROS)*	
신체검진(P.Ex.)	G/A (☐ not ☐ acute ☐ chronic) ill-looking HEENT: Pupil size (/ mm) PLR (/) ☐ Isocoric ☐ Anemic ☐ Icteric Chest: Breathing Sound (☐ Clear ☐ Coarse ☐ Wheezing ☐ Rale) on (Rt /Lt) Heart: Heart Beat (☐ Regular ☐ Irregular) Heart sound (☐ Clear ☐ Murmur) Abd: Bowel Sound (☐ Active ☐ Hyperactive ☐ Hypoactive ☐ None) Tenderness (☐ Direct ☐ Rebound) at (Q) Ext.: ☐ pitting edema ☐ clubbing finger Back: CVA Tenderness (/)

* ROS(Review of system): A/N/V/C/D, C/S/R, Dyspnea, Sore throat, Chest pain, Palpitation, Headache, Dizziness, Vertigo, Jaundice, Otalgia, Skin Rash, Fever, Chill, Weakness, Hematemesis, Melena, Hematochezia, Hemoptysis, Hematuria, Voiding Difficulty, Poor oral intake etc

신체검진 (P.Ex)		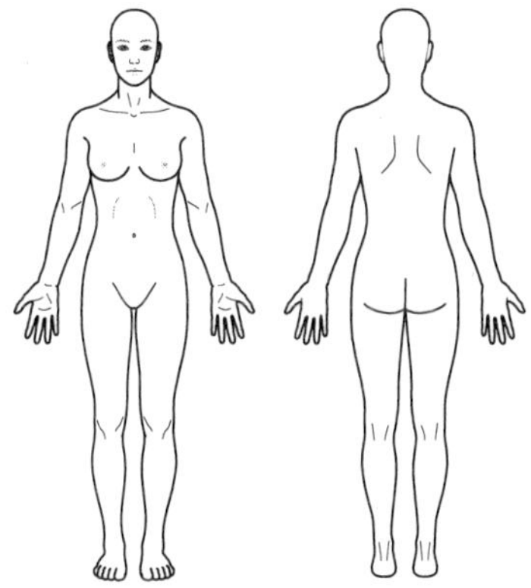
추정진단 (Imp)	1. 2. 3. 4.	

주요 검사결과 및 처치
(Intubation, CPR, Central line, CXR, B-CT, 혈액검사, 약물 etc)

추후 계획 (Plan)

최종 진단명 (Diagnosis)

타과 협진(consult)	시간	타과 협진(consult)	시간
1.		2.	

결과	□ 정상퇴원 □ 전원 □ 사망 □ DOA □ 응급수술 □ 기타( ) □ 입원(과) [1. 일반병실 2. 중환자실( )]

응급질병 문헌고찰

<table>
<tr><td colspan="2">실습일자</td><td>20 년 월 일 요일</td></tr>
<tr><td rowspan="2">임상과
연결된
이론</td><td>주제
(keyword)</td><td></td></tr>
<tr><td colspan="2"></td></tr>
<tr><td colspan="2">학습목표</td><td></td></tr>
<tr><td colspan="2">느낀점</td><td></td></tr>
</table>

응급환자 보고서

☐ 실습지 책임자: ______________________ ㉨

내원일시:	년	월	일	시	분
환자정보	이름	성별	나이	전화번호	
주소			몸무게(BW)	직업	

내원사유	☐ 질병	☐ 질병외	☐ 미상	KTAS Level	☐ I	☐ II	☐ III	☐ IV	☐ V
내원수단	☐ 도보	☐ 승용차	☐ 택시	☐ 119	☐ 129	☐ 112	☐ 타병원구급차	☐ 휠체어	☐ 기타( )
구 분	☐ 교통사고( )	☐ 낙상	☐ 폭행	☐ 자상	☐ 화상	☐ 중독( )	☐ 기타( )		

병원전처치(Prehospital treatment)

주증상(C/C)			on set (Last Normal Time: , First Abnormal Time:)	GCS
현병력(P.I.)				Eye Opening Spontaneous 4 To Voice 3 To Pain 2 None 1
				Verbal response Oriented 5 Confused 4 Inappropriate worlds 3 Incomprehensive words 2
의식수준(P.Ex)	☐ Alert	☐ Drowsy ☐ Stupor	☐ Semicoma ☐ Coma	Motor response Obey command 6 Purposeful movements 5 Withdraw 4 Flexion 3 Extension 2 None 1
활력징후	혈압(BP)	맥박(PR)	호흡(RR)	체온(BT)
time(:)				
BST mg/dl		SpO2 %		Total :

과거력	☐ Hypertension ☐ DM ☐ Hepatitis( ) ☐ Pulmonary Tbc ☐ Asthma ☐ 심장질환: ☐ 간질환: ☐ 폐질환: ☐ 기타:
	☐ 입원력 Admission Hx.: ☐ 수술력 Operation Hx.: ☐ 알레르기 Allergy: ☐ 음주력 Alcohol(주*년): ☐ 흡연력 Smoking(갑*년):
계통별검진(ROS)*	
신체검진(P.Ex.)	G/A (☐ not ☐ acute ☐ chronic) ill-looking HEENT: Pupil size (/ mm) PLR (/) ☐ Isocoric ☐ Anemic ☐ Icteric Chest: Breathing Sound (☐ Clear ☐ Coarse ☐ Wheezing ☐ Rale) on (Rt /Lt) Heart: Heart Beat (☐ Regular ☐ Irregular) Heart sound (☐ Clear ☐ Murmur) Abd: Bowel Sound (☐ Active ☐ Hyperactive ☐ Hypoactive ☐ None) Tenderness (☐ Direct ☐ Rebound) at (Q) Ext.: ☐ pitting edema ☐ clubbing finger Back: CVA Tenderness (/)

* ROS(Review of system): A/N/V/C/D, C/S/R, Dyspnea, Sore throat, Chest pain, Palpitation, Headache, Dizziness, Vertigo, Jaundice, Otalgia, Skin Rash, Fever, Chill, Weakness, Hematemesis, Melena, Hematochezia, Hemoptysis, Hematuria, Voiding Difficulty, Poor oral intake etc

신체검진 (P.Ex)		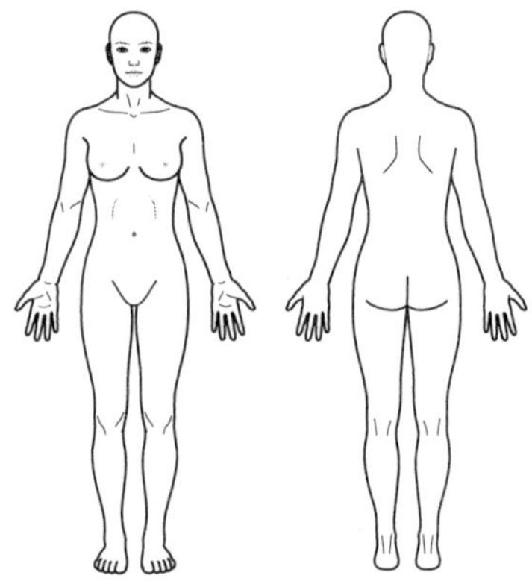
추정진단 (Imp)	1. 2. 3. 4.	

주요 검사결과 및 처치
(Intubation, CPR, Central line, CXR, B-CT, 혈액검사, 약물 etc)

추후 계획 (Plan)

최종 진단명 (Diagnosis)

타과 협진(consult)	시간	타과 협진(consult)	시간
1.		2.	

결과	☐ 정상퇴원 ☐ 전원 ☐ 사망 ☐ DOA ☐ 응급수술 ☐ 기타( ) ☐ 입원(과) [1. 일반병실 2. 중환자실( )]

응급질병 문헌고찰

실습일자		20 년 월 일 요일
임상과 연결된 이론	주제 (keyword)	
학습목표		
느낀점		

응급환자 보고서

☐ 실습지 책임자: ____________________ ㊞

내원일시: 년 월 일 시 분				
환자정보	이름	성별	나이	전화번호
주소			몸무게(BW)	직업
내원사유 ☐ 질병 ☐ 질병외 ☐ 미상		KTAS Level ☐ I ☐ II ☐ III ☐ IV ☐ V		
내원수단 ☐ 도보 ☐ 승용차 ☐ 택시 ☐ 119 ☐ 129 ☐ 112 ☐ 타병원구급차 ☐ 휠체어 ☐ 기타( )				
구 분 ☐ 교통사고( ) ☐ 낙상 ☐ 폭행 ☐ 자상 ☐ 화상 ☐ 중독( ) ☐ 기타( )				
병원전처치(Prehospital treatment)				

주증상(C/C)		on set (Last Normal Time: , First Abnormal Time:)		GCS
현병력(P.I.)				Eye Opening Spontaneous 4 To Voice 3 To Pain 2 None 1 Verbal response Oriented 5 Confused 4 Inappropriate worlds 3 Incomprehensive words 2
의식수준(P.Ex)	☐ Alert ☐ Drowsy ☐ Stupor ☐ Semicoma ☐ Coma			Motor response Obey command 6 Purposeful movements 5 Withdraw 4 Flexion 3 Extension 2 None 1
활력징후	혈압(BP)	맥박(PR)	호흡(RR)	체온(BT)
time(:)				
BST mg/dl	SpO2 %			Total :

과거력	☐ Hypertension ☐ DM ☐ Hepatitis( ) ☐ Pulmonary Tbc ☐ Asthma ☐ 심장질환: ☐ 간질환: ☐ 폐질환: ☐ 기타:
	☐ 입원력 Admission Hx.: ☐ 수술력 Operation Hx.: ☐ 알레르기 Allergy: ☐ 음주력 Alcohol(주*년): ☐ 흡연력 Smoking(갑*년):
계통별검진(ROS)*	
신체검진(P.Ex.)	G/A (☐ not ☐ acute ☐ chronic) ill-looking HEENT: Pupil size (/ mm) PLR (/) ☐ Isocoric ☐ Anemic ☐ Icteric Chest: Breathing Sound (☐ Clear ☐ Coarse ☐ Wheezing ☐ Rale) on (Rt /Lt) Heart: Heart Beat (☐ Regular ☐ Irregular) Heart sound (☐ Clear ☐ Murmur) Abd: Bowel Sound (☐ Active ☐ Hyperactive ☐ Hypoactive ☐ None) Tenderness (☐ Direct ☐ Rebound) at (Q) Ext.: ☐ pitting edema ☐ clubbing finger Back: CVA Tenderness (/)

* ROS(Review of system): A/N/V/C/D, C/S/R, Dyspnea, Sore throat, Chest pain, Palpitation, Headache, Dizziness, Vertigo, Jaundice, Otalgia, Skin Rash, Fever, Chill, Weakness, Hematemesis, Melena, Hematochezia, Hemoptysis, Hematuria, Voiding Difficulty, Poor oral intake etc

신체검진 (P.Ex)		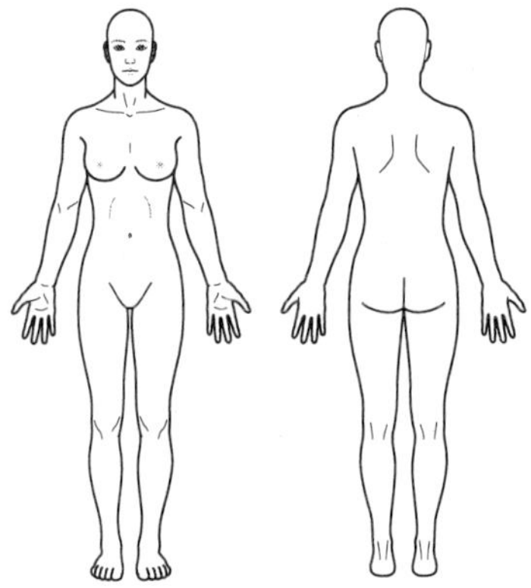
추정진단 (Imp)	1. 2. 3. 4.	

주요 검사결과 및 처치
(Intubation, CPR, Central line, CXR, B-CT, 혈액검사, 약물 etc)

추후 계획 (Plan)

최종 진단명 (Diagnosis)

타과 협진(consult)	시간	타과 협진(consult)	시간
1.		2.	

결과	☐ 정상퇴원 ☐ 전원 ☐ 사망 ☐ DOA ☐ 응급수술 ☐ 기타( ) ☐ 입원(과) [1. 일반병실 2. 중환자실( )]

응급질병 문헌고찰

<table>
<tr><td colspan="2">실습일자</td><td>20 년 월 일 요일</td></tr>
<tr><td rowspan="2">임상과 연결된 이론</td><td>주제
(keyword)</td><td></td></tr>
<tr><td colspan="2"></td></tr>
<tr><td colspan="2">학습목표</td><td></td></tr>
<tr><td colspan="2">느낀점</td><td></td></tr>
</table>

응급환자 보고서

☐ 실습지 책임자: ____________________ ㉢

내원일시: 년 월 일 시 분				
환자정보	이름	성별	나이	전화번호
주소			몸무게(BW)	직업
내원사유 ☐ 질병 ☐ 질병외 ☐ 미상		KTAS Level ☐ I ☐ II ☐ III ☐ IV ☐ V		
내원수단 ☐ 도보 ☐ 승용차 ☐ 택시 ☐ 119 ☐ 129 ☐ 112 ☐ 타병원구급차 ☐ 휠체어 ☐ 기타( )				
구 분 ☐ 교통사고( ) ☐ 낙상 ☐ 폭행 ☐ 자상 ☐ 화상 ☐ 중독( ) ☐ 기타( )				
병원전처치(Prehospital treatment)				

주증상(C/C)		on set (Last Normal Time: , First Abnormal Time:)		GCS
현병력(P.I.)				Eye Opening Spontaneous 4 To Voice 3 To Pain 2 None 1
				Verbal response Oriented 5 Confused 4 Inappropriate worlds 3 Incomprehensive words 2
의식수준(P.Ex)	☐ Alert ☐ Drowsy ☐ Stupor ☐ Semicoma ☐ Coma			Motor response Obey command 6 Purposeful movements 5 Withdraw 4 Flexion 3 Extension 2 None 1
활력징후	혈압(BP)	맥박(PR)	호흡(RR)	체온(BT)
time(:)				
BST mg/dl		SpO2 %		Total :

과거력	☐ Hypertension ☐ DM ☐ Hepatitis( ) ☐ Pulmonary Tbc ☐ Asthma ☐ 심장질환: ☐ 간질환: ☐ 폐질환: ☐ 기타:
	☐ 입원력 Admission Hx.: ☐ 수술력 Operation Hx.: ☐ 알레르기 Allergy: ☐ 음주력 Alcohol(주*년): ☐ 흡연력 Smoking(갑*년):
계통별검진(ROS)*	
신체검진(P.Ex.)	G/A (☐ not ☐ acute ☐ chronic) ill-looking HEENT: Pupil size (/ mm) PLR (/) ☐ Isocoric ☐ Anemic ☐ Icteric Chest: Breathing Sound (☐ Clear ☐ Coarse ☐ Wheezing ☐ Rale) on (Rt /Lt) Heart: Heart Beat (☐ Regular ☐ Irregular) Heart sound (☐ Clear ☐ Murmur) Abd: Bowel Sound (☐ Active ☐ Hyperactive ☐ Hypoactive ☐ None) Tenderness (☐ Direct ☐ Rebound) at (Q) Ext.: ☐ pitting edema ☐ clubbing finger Back: CVA Tenderness (/)

* ROS(Review of system): A/N/V/C/D, C/S/R, Dyspnea, Sore throat, Chest pain, Palpitation, Headache, Dizziness, Vertigo, Jaundice, Otalgia, Skin Rash, Fever, Chill, Weakness, Hematemesis, Melena, Hematochezia, Hemoptysis, Hematuria, Voiding Difficulty, Poor oral intake etc

신체검진 (P.Ex)		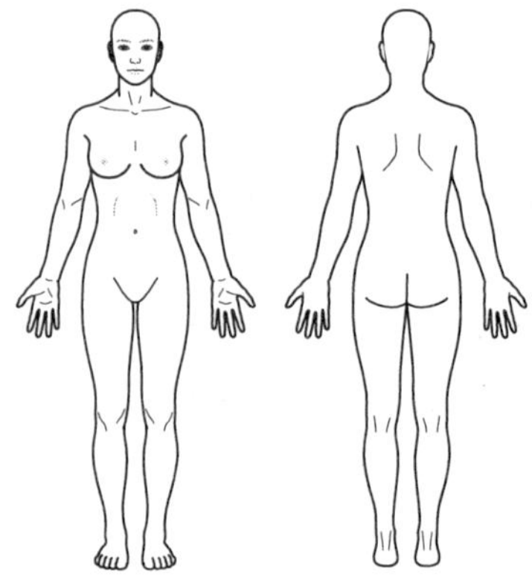
추정진단 (Imp)	1. 2. 3. 4.	

주요 검사결과 및 처치
(Intubation, CPR, Central line, CXR, B-CT, 혈액검사, 약물 etc)

추후 계획 (Plan)

최종 진단명 (Diagnosis)

타과 협진(consult)	시간	타과 협진(consult)	시간
1.		2.	

결과	□ 정상퇴원 □ 전원 □ 사망 □ DOA □ 응급수술 □ 기타( ) □ 입원(과) [1. 일반병실 2. 중환자실( )]

응급질병 문헌고찰

실습일자		20 년 월 일 요일
임상과 연결된 이론	주제 (keyword)	
학습목표		
느낀점		

응급환자 보고서

☐ 실습지 책임자: ______________ ㉤

내원일시: 년 월 일 시 분				
환자정보	이름	성별	나이	전화번호
주소			몸무게(BW)	직업
내원사유 ☐ 질병 ☐ 질병외 ☐ 미상		KTAS Level ☐ I ☐ II ☐ III ☐ IV ☐ V		
내원수단 ☐ 도보 ☐ 승용차 ☐ 택시 ☐ 119 ☐ 129 ☐ 112 ☐ 타병원구급차 ☐ 휠체어 ☐ 기타( )				
구 분 ☐ 교통사고( ) ☐ 낙상 ☐ 폭행 ☐ 자상 ☐ 화상 ☐ 중독( ) ☐ 기타( )				
병원전처치(Prehospital treatment)				

주증상(C/C)		on set (Last Normal Time: , First Abnormal Time:)			GCS
현병력(P.I.)					Eye Opening Spontaneous 4 To Voice 3 To Pain 2 None 1
					Verbal response Oriented 5 Confused 4 Inappropriate worlds 3 Incomprehensive words 2
의식수준(P.Ex)	☐ Alert ☐ Drowsy ☐ Stupor ☐ Semicoma ☐ Coma				Motor response Obey command 6 Purposeful movements 5 Withdraw 4 Flexion 3 Extension 2 None 1
활력징후	혈압(BP)	맥박(PR)	호흡(RR)	체온(BT)	
time(:)					
BST mg/dl		SpO2 %			Total :

과거력	☐ Hypertension ☐ DM ☐ Hepatitis( ) ☐ Pulmonary Tbc ☐ Asthma ☐ 심장질환: ☐ 간질환: ☐ 폐질환: ☐ 기타:
	☐ 입원력 Admission Hx.: ☐ 수술력 Operation Hx.: ☐ 알레르기 Allergy: ☐ 음주력 Alcohol(주*년): ☐ 흡연력 Smoking(갑*년):
계통별검진(ROS)*	
신체검진(P.Ex.)	G/A (☐ not ☐ acute ☐ chronic) ill-looking HEENT: Pupil size (/ mm) PLR (/) ☐ Isocoric ☐ Anemic ☐ Icteric Chest: Breathing Sound (☐ Clear ☐ Coarse ☐ Wheezing ☐ Rale) on (Rt /Lt) Heart: Heart Beat (☐ Regular ☐ Irregular) Heart sound (☐ Clear ☐ Murmur) Abd: Bowel Sound (☐ Active ☐ Hyperactive ☐ Hypoactive ☐ None) Tenderness (☐ Direct ☐ Rebound) at (Q) Ext.: ☐ pitting edema ☐ clubbing finger Back: CVA Tenderness (/)

* ROS(Review of system): A/N/V/C/D, C/S/R, Dyspnea, Sore throat, Chest pain, Palpitation, Headache, Dizziness, Vertigo, Jaundice, Otalgia, Skin Rash, Fever, Chill, Weakness, Hematemesis, Melena, Hematochezia, Hemoptysis, Hematuria, Voiding Difficulty, Poor oral intake etc

신체검진 (P.Ex)	
추정진단 (Imp)	1. 2. 3. 4.

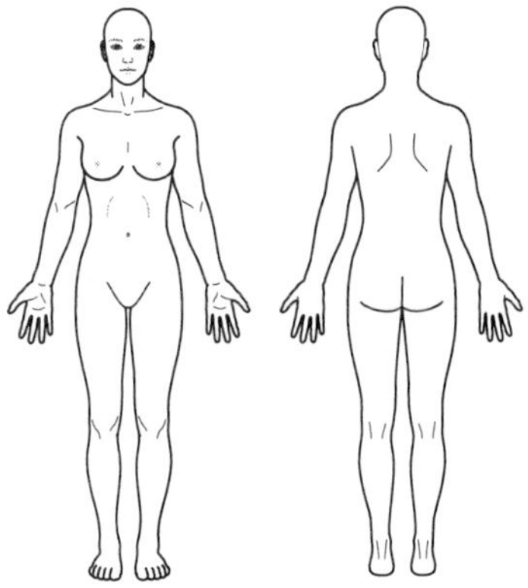

주요 검사결과 및 처치
(Intubation, CPR, Central line, CXR, B-CT, 혈액검사, 약물 etc)

추후 계획 (Plan)

최종 진단명 (Diagnosis)

타과 협진(consult)	시간	타과 협진(consult)	시간
1.		2.	

결과	□ 정상퇴원 □ 전원 □ 사망 □ DOA □ 응급수술 □ 기타( ) □ 입원(과) [1. 일반병실 2. 중환자실( )]

응급질병 문헌고찰

<table>
<tr><td colspan="2">실습일자</td><td>20 년 월 일 요일</td></tr>
<tr><td rowspan="2">임상과
연결된
이론</td><td>주제
(keyword)</td><td></td></tr>
<tr><td colspan="2"></td></tr>
<tr><td colspan="2">학습목표</td><td></td></tr>
<tr><td colspan="2">느낀점</td><td></td></tr>
</table>

응급환자 보고서

☐ 실습지 책임자: ____________ ㊞

내원일시: 년 월 일 시 분				
환자정보	이름	성별	나이	전화번호
주소			몸무게(BW)	직업
내원사유 ☐ 질병 ☐ 질병외 ☐ 미상		KTAS Level ☐ I ☐ II ☐ III ☐ IV ☐ V		
내원수단 ☐ 도보 ☐ 승용차 ☐ 택시 ☐ 119 ☐ 129 ☐ 112 ☐ 타병원구급차 ☐ 휠체어 ☐ 기타( )				
구 분 ☐ 교통사고( ) ☐ 낙상 ☐ 폭행 ☐ 자상 ☐ 화상 ☐ 중독( ) ☐ 기타( )				
병원전처치(Prehospital treatment)				
주증상(C/C)		on set (Last Normal Time: , First Abnormal Time:)		GCS Eye Opening Spontaneous 4 To Voice 3 To Pain 2 None 1
현병력(P.I.)				Verbal response Oriented 5 Confused 4 Inappropriate worlds 3 Incomprehensive words 2
의식수준(P.Ex)	☐ Alert ☐ Drowsy ☐ Stupor ☐ Semicoma ☐ Coma			Motor response Obey command 6 Purposeful movements 5 Withdraw 4 Flexion 3 Extension 2 None 1
활력징후	혈압(BP)	맥박(PR)	호흡(RR)	체온(BT)
time(:)				
BST mg/dl	SpO2 %			Total :

과거력	☐ Hypertension ☐ DM ☐ Hepatitis( ) ☐ Pulmonary Tbc ☐ Asthma ☐ 심장질환: ☐ 간질환: ☐ 폐질환: ☐ 기타:
	☐ 입원력 Admission Hx.: ☐ 수술력 Operation Hx.: ☐ 알레르기 Allergy: ☐ 음주력 Alcohol(주*년): ☐ 흡연력 Smoking(갑*년):
계통별검진(ROS)*	
신체검진(P.Ex.)	G/A (☐ not ☐ acute ☐ chronic) ill-looking HEENT: Pupil size (/ mm) PLR (/) ☐ Isocoric ☐ Anemic ☐ Icteric Chest: Breathing Sound (☐ Clear ☐ Coarse ☐ Wheezing ☐ Rale) on (Rt /Lt) Heart: Heart Beat (☐ Regular ☐ Irregular) Heart sound (☐ Clear ☐ Murmur) Abd: Bowel Sound (☐ Active ☐ Hyperactive ☐ Hypoactive ☐ None) Tenderness (☐ Direct ☐ Rebound) at (Q) Ext.: ☐ pitting edema ☐ clubbing finger Back: CVA Tenderness (/)

* ROS(Review of system): A/N/V/C/D, C/S/R, Dyspnea, Sore throat, Chest pain, Palpitation, Headache, Dizziness, Vertigo, Jaundice, Otalgia, Skin Rash, Fever, Chill, Weakness, Hematemesis, Melena, Hematochezia, Hemoptysis, Hematuria, Voiding Difficulty, Poor oral intake etc

신체검진 (P.Ex)		
추정진단 (Imp)	1. 2. 3. 4.	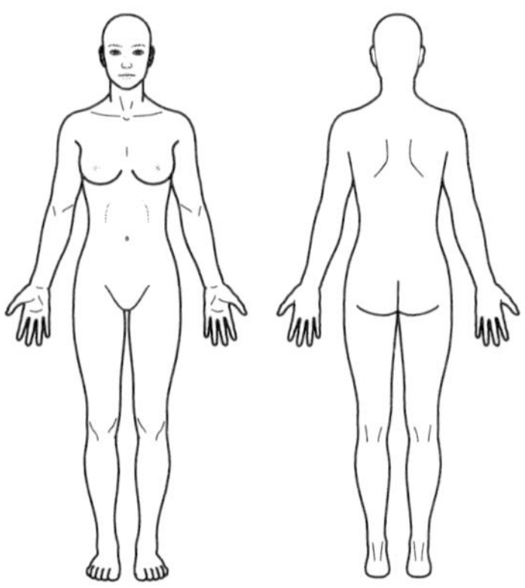

주요 검사결과 및 처치 (Intubation, CPR, Central line, CXR, B-CT, 혈액검사, 약물 etc)
추후 계획 (Plan)
최종 진단명 (Diagnosis)

타과 협진(consult)	시간	타과 협진(consult)	시간
1.		2.	

결과	☐ 정상퇴원 ☐ 전원 ☐ 사망 ☐ DOA ☐ 응급수술 ☐ 기타( ) ☐ 입원(과) [1. 일반병실 2. 중환자실( )]

응급질병 문헌고찰

<table>
<tr><td colspan="2">실습일자</td><td>20 년 월 일 요일</td></tr>
<tr><td rowspan="2">임상과 연결된 이론</td><td>주제 (keyword)</td><td></td></tr>
<tr><td colspan="2"></td></tr>
<tr><td colspan="2">학습목표</td><td></td></tr>
<tr><td colspan="2">느낀점</td><td></td></tr>
</table>

응급환자 보고서

☐ 실습지 책임자: ________________ ㊞

내원일시: 년 월 일 시 분				
환자정보	이름	성별	나이	전화번호
주소			몸무게(BW)	직업
내원사유 ☐ 질병 ☐ 질병외 ☐ 미상		KTAS Level ☐ I ☐ II ☐ III ☐ IV ☐ V		
내원수단 ☐ 도보 ☐ 승용차 ☐ 택시 ☐ 119 ☐ 129 ☐ 112 ☐ 타병원구급차 ☐ 휠체어 ☐ 기타( )				
구 분 ☐ 교통사고( ) ☐ 낙상 ☐ 폭행 ☐ 자상 ☐ 화상 ☐ 중독( ) ☐ 기타( )				
병원전처치(Prehospital treatment)				

주증상(C/C)		on set (Last Normal Time: , First Abnormal Time:)		GCS
현병력(P.I.)				Eye Opening Spontaneous 4 To Voice 3 To Pain 2 None 1
				Verbal response Oriented 5 Confused 4 Inappropriate worlds 3 Incomprehensive words 2
의식수준(P.Ex)	☐ Alert ☐ Drowsy ☐ Stupor ☐ Semicoma ☐ Coma			Motor response Obey command 6 Purposeful movements 5 Withdraw 4 Flexion 3 Extension 2 None 1
활력징후	혈압(BP)	맥박(PR)	호흡(RR)	체온(BT)
time(:)				
BST mg/dl		SpO2 %		Total :

과거력	☐ Hypertension ☐ DM ☐ Hepatitis( ) ☐ Pulmonary Tbc ☐ Asthma ☐ 심장질환: ☐ 간질환: ☐ 폐질환: ☐ 기타:
	☐ 입원력 Admission Hx.: ☐ 수술력 Operation Hx.: ☐ 알레르기 Allergy: ☐ 음주력 Alcohol(주*년): ☐ 흡연력 Smoking(갑*년):
계통별검진(ROS)*	
신체검진(P.Ex.)	G/A (☐ not ☐ acute ☐ chronic) ill-looking HEENT: Pupil size (/ mm) PLR (/) ☐ Isocoric ☐ Anemic ☐ Icteric Chest: Breathing Sound (☐ Clear ☐ Coarse ☐ Wheezing ☐ Rale) on (Rt /Lt) Heart: Heart Beat (☐ Regular ☐ Irregular) Heart sound (☐ Clear ☐ Murmur) Abd: Bowel Sound (☐ Active ☐ Hyperactive ☐ Hypoactive ☐ None) Tenderness (☐ Direct ☐ Rebound) at (Q) Ext.: ☐ pitting edema ☐ clubbing finger Back: CVA Tenderness (/)

* ROS(Review of system): A/N/V/C/D, C/S/R, Dyspnea, Sore throat, Chest pain, Palpitation, Headache, Dizziness, Vertigo, Jaundice, Otalgia, Skin Rash, Fever, Chill, Weakness, Hematemesis, Melena, Hematochezia, Hemoptysis, Hematuria, Voiding Difficulty, Poor oral intake etc

신체검진 (P.Ex)		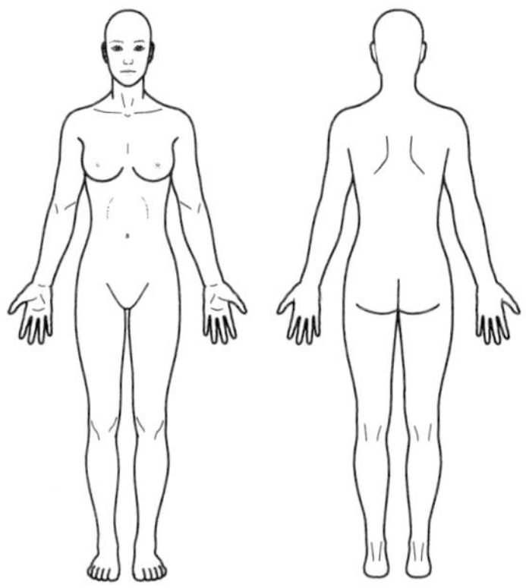
추정진단 (Imp)	1. 2. 3. 4.	

주요 검사결과 및 처치
(Intubation, CPR, Central line, CXR, B-CT, 혈액검사, 약물 etc)

추후 계획 (Plan)

최종 진단명 (Diagnosis)

타과 협진(consult)	시간	타과 협진(consult)	시간
1.		2.	
결과	□ 정상퇴원 □ 전원 □ 사망 □ DOA □ 응급수술 □ 기타( ) □ 입원(과) [1. 일반병실 2. 중환자실( )]		

응급질병 문헌고찰

실습일자		20 년 월 일 요일
임상과 연결된 이론	주제 (keyword)	
학습목표		
느낀점		

응급환자 보고서

☐ 실습지 책임자: ____________________ ㊞

내원일시: 년 월 일 시 분				
환자정보	이름	성별	나이	전화번호
주소			몸무게(BW)	직업
내원사유 ☐ 질병 ☐ 질병외 ☐ 미상		KTAS Level ☐ I ☐ II ☐ III ☐ IV ☐ V		
내원수단 ☐ 도보 ☐ 승용차 ☐ 택시 ☐ 119 ☐ 129 ☐ 112 ☐ 타병원구급차 ☐ 휠체어 ☐ 기타( )				
구 분 ☐ 교통사고( ) ☐ 낙상 ☐ 폭행 ☐ 자상 ☐ 화상 ☐ 중독( ) ☐ 기타( )				
병원전처치(Prehospital treatment)				

주증상(C/C)				on set (Last Normal Time: , First Abnormal Time:)	GCS
현병력(P.I.)					Eye Opening Spontaneous 4 To Voice 3 To Pain 2 None 1
					Verbal response Oriented 5 Confused 4 Inappropriate worlds 3 Incomprehensive words 2
의식수준(P.Ex)	☐ Alert ☐ Drowsy ☐ Stupor ☐ Semicoma ☐ Coma				Motor response Obey command 6 Purposeful movements 5 Withdraw 4 Flexion 3 Extension 2 None 1
활력징후	혈압(BP)	맥박(PR)	호흡(RR)	체온(BT)	
time(:)					
BST mg/dl		SpO2 %			Total :

과거력	☐ Hypertension ☐ DM ☐ Hepatitis( ) ☐ Pulmonary Tbc ☐ Asthma ☐ 심장질환: ☐ 간질환: ☐ 폐질환: ☐ 기타:
	☐ 입원력 Admission Hx.: ☐ 수술력 Operation Hx.: ☐ 알레르기 Allergy: ☐ 음주력 Alcohol(주*년): ☐ 흡연력 Smoking(갑*년):
계통별검진(ROS)*	
신체검진(P.Ex.)	G/A (☐ not ☐ acute ☐ chronic) ill-looking HEENT: Pupil size (/ mm) PLR (/) ☐ Isocoric ☐ Anemic ☐ Icteric Chest: Breathing Sound (☐ Clear ☐ Coarse ☐ Wheezing ☐ Rale) on (Rt /Lt) Heart: Heart Beat (☐ Regular ☐ Irregular) Heart sound (☐ Clear ☐ Murmur) Abd: Bowel Sound (☐ Active ☐ Hyperactive ☐ Hypoactive ☐ None) Tenderness (☐ Direct ☐ Rebound) at (Q) Ext.: ☐ pitting edema ☐ clubbing finger Back: CVA Tenderness (/)

* ROS(Review of system): A/N/V/C/D, C/S/R, Dyspnea, Sore throat, Chest pain, Palpitation, Headache, Dizziness, Vertigo, Jaundice, Otalgia, Skin Rash, Fever, Chill, Weakness, Hematemesis, Melena, Hematochezia, Hemoptysis, Hematuria, Voiding Difficulty, Poor oral intake etc

<table>
<tr><td>신체검진
(P.Ex)</td><td></td><td rowspan="2">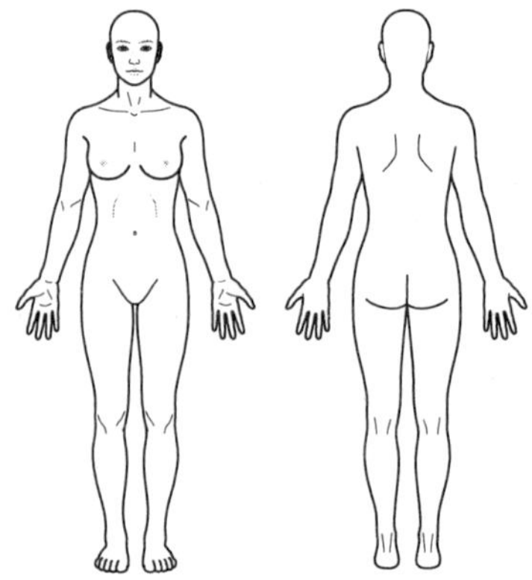</td></tr>
<tr><td>추정진단
(Imp)</td><td>1.
2.
3.
4.</td></tr>
<tr><td colspan="3">주요 검사결과 및 처치
(Intubation, CPR, Central line, CXR, B-CT, 혈액검사, 약물 etc)</td></tr>
<tr><td colspan="3">추후 계획 (Plan)</td></tr>
<tr><td colspan="3">최종 진단명 (Diagnosis)</td></tr>
</table>

타과 협진(consult)	시간	타과 협진(consult)	시간
1.		2.	

결과	☐ 정상퇴원 ☐ 전원 ☐ 사망 ☐ DOA ☐ 응급수술 ☐ 기타( ) ☐ 입원(과) [1. 일반병실 2. 중환자실( )]

응급질병 문헌고찰

<table>
<tr><td colspan="2">실습일자</td><td>20 년 월 일 요일</td></tr>
<tr><td rowspan="2">임상과 연결된 이론</td><td>주제
(keyword)</td><td></td></tr>
<tr><td colspan="2"></td></tr>
<tr><td colspan="2">학습목표</td><td></td></tr>
<tr><td colspan="2">느낀점</td><td></td></tr>
</table>

응급환자 보고서

☐ 실습지 책임자: ____________ ㊞

내원일시: 년 월 일 시 분				
환자정보	이름	성별	나이	전화번호
주소			몸무게(BW)	직업
내원사유 ☐ 질병 ☐ 질병외 ☐ 미상		KTAS Level ☐ I ☐ II ☐ III ☐ IV ☐ V		
내원수단 ☐ 도보 ☐ 승용차 ☐ 택시 ☐ 119 ☐ 129 ☐ 112 ☐ 타병원구급차 ☐ 휠체어 ☐ 기타( )				
구 분 ☐ 교통사고( ) ☐ 낙상 ☐ 폭행 ☐ 자상 ☐ 화상 ☐ 중독( ) ☐ 기타( )				
병원전처치(Prehospital treatment)				

주증상(C/C)				on set (Last Normal Time: , First Abnormal Time:)	GCS
현병력(P.I.)					Eye Opening Spontaneous 4 To Voice 3 To Pain 2 None 1 Verbal response Oriented 5 Confused 4 Inappropriate worlds 3 Incomprehensive words 2
의식수준(P.Ex)	☐ Alert ☐ Drowsy ☐ Stupor ☐ Semicoma ☐ Coma				Motor response Obey command 6 Purposeful movements 5 Withdraw 4 Flexion 3 Extension 2 None 1
활력징후	혈압(BP)	맥박(PR)	호흡(RR)	체온(BT)	
time(:)					
BST mg/dl		SpO2 %			Total :

과거력	☐ Hypertension ☐ DM ☐ Hepatitis( ) ☐ Pulmonary Tbc ☐ Asthma ☐ 심장질환: ☐ 간질환: ☐ 폐질환: ☐ 기타:
	☐ 입원력 Admission Hx.: ☐ 수술력 Operation Hx.: ☐ 알레르기 Allergy: ☐ 음주력 Alcohol(주*년): ☐ 흡연력 Smoking(갑*년):
계통별검진(ROS)*	
신체검진(P.Ex.)	G/A (☐ not ☐ acute ☐ chronic) ill-looking HEENT: Pupil size (/ mm) PLR (/) ☐ Isocoric ☐ Anemic ☐ Icteric Chest: Breathing Sound (☐ Clear ☐ Coarse ☐ Wheezing ☐ Rale) on (Rt /Lt) Heart: Heart Beat (☐ Regular ☐ Irregular) Heart sound (☐ Clear ☐ Murmur) Abd: Bowel Sound (☐ Active ☐ Hyperactive ☐ Hypoactive ☐ None) Tenderness (☐ Direct ☐ Rebound) at (Q) Ext.: ☐ pitting edema ☐ clubbing finger Back: CVA Tenderness (/)

* ROS(Review of system): A/N/V/C/D, C/S/R, Dyspnea, Sore throat, Chest pain, Palpitation, Headache, Dizziness, Vertigo, Jaundice, Otalgia, Skin Rash, Fever, Chill, Weakness, Hematemesis, Melena, Hematochezia, Hemoptysis, Hematuria, Voiding Difficulty, Poor oral intake etc

신체검진 (P.Ex)	
추정진단 (Imp)	1. 2. 3. 4.

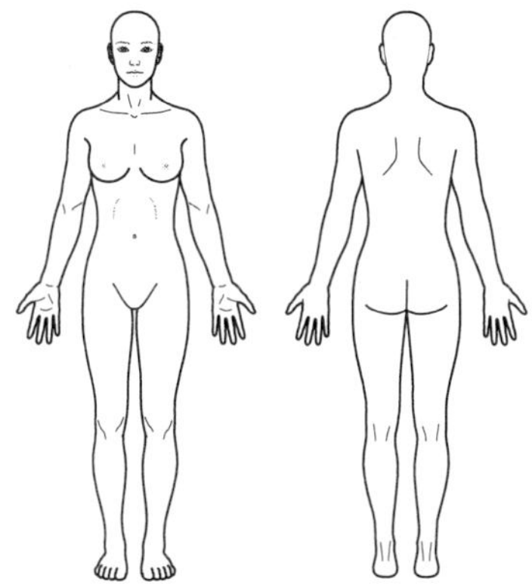

주요 검사결과 및 처치
(Intubation, CPR, Central line, CXR, B-CT, 혈액검사, 약물 etc)

추후 계획 (Plan)

최종 진단명 (Diagnosis)

타과 협진(consult)	시간	타과 협진(consult)	시간
1.		2.	
결과	□ 정상퇴원 □ 전원 □ 사망 □ DOA □ 응급수술 □ 기타( ) □ 입원(과) [1. 일반병실 2. 중환자실( )]		

응급질병 문헌고찰

<table>
<tr><td colspan="2">실습일자</td><td>20 년 월 일 요일</td></tr>
<tr><td rowspan="2">임상과
연결된
이론</td><td>주제
(keyword)</td><td></td></tr>
<tr><td colspan="2"></td></tr>
<tr><td colspan="2">학습목표</td><td></td></tr>
<tr><td colspan="2">느낀점</td><td></td></tr>
</table>

응급환자 보고서

☐ 실습지 책임자: ______________ ㉠

내원일시: 년 월 일 시 분				
환자정보	이름	성별	나이	전화번호
주소			몸무게(BW)	직업
내원사유 ☐ 질병 ☐ 질병외 ☐ 미상		KTAS Level ☐ I ☐ II ☐ III ☐ IV ☐ V		
내원수단 ☐ 도보 ☐ 승용차 ☐ 택시 ☐ 119 ☐ 129 ☐ 112 ☐ 타병원구급차 ☐ 휠체어 ☐ 기타( )				
구 분 ☐ 교통사고( ) ☐ 낙상 ☐ 폭행 ☐ 자상 ☐ 화상 ☐ 중독( ) ☐ 기타( )				
병원전처치(Prehospital treatment)				

주증상(C/C)		on set (Last Normal Time: , First Abnormal Time:)		GCS
현병력(P.I.)				Eye Opening Spontaneous 4 To Voice 3 To Pain 2 None 1
				Verbal response Oriented 5 Confused 4 Inappropriate worlds 3 Incomprehensive words 2
의식수준(P.Ex)	☐ Alert ☐ Drowsy ☐ Stupor ☐ Semicoma ☐ Coma			Motor response Obey command 6 Purposeful movements 5 Withdraw 4 Flexion 3 Extension 2 None 1
활력징후	혈압(BP)	맥박(PR)	호흡(RR)	체온(BT)
time(:)				
BST mg/dl		SpO2 %		Total :

과거력	☐ Hypertension ☐ DM ☐ Hepatitis( ) ☐ Pulmonary Tbc ☐ Asthma ☐ 심장질환: ☐ 간질환: ☐ 폐질환: ☐ 기타:
	☐ 입원력 Admission Hx.: ☐ 수술력 Operation Hx.: ☐ 알레르기 Allergy: ☐ 음주력 Alcohol(주*년): ☐ 흡연력 Smoking(갑*년):
계통별검진(ROS)*	
신체검진(P.Ex.)	G/A (☐ not ☐ acute ☐ chronic) ill-looking HEENT: Pupil size (/ mm) PLR (/) ☐ Isocoric ☐ Anemic ☐ Icteric Chest: Breathing Sound (☐ Clear ☐ Coarse ☐ Wheezing ☐ Rale) on (Rt /Lt) Heart: Heart Beat (☐ Regular ☐ Irregular) Heart sound (☐ Clear ☐ Murmur) Abd: Bowel Sound (☐ Active ☐ Hyperactive ☐ Hypoactive ☐ None) Tenderness (☐ Direct ☐ Rebound) at (Q) Ext.: ☐ pitting edema ☐ clubbing finger Back: CVA Tenderness (/)

* ROS(Review of system): A/N/V/C/D, C/S/R, Dyspnea, Sore throat, Chest pain, Palpitation, Headache, Dizziness, Vertigo, Jaundice, Otalgia, Skin Rash, Fever, Chill, Weakness, Hematemesis, Melena, Hematochezia, Hemoptysis, Hematuria, Voiding Difficulty, Poor oral intake etc

<table>
<tr><td>신체검진
(P.Ex)</td><td></td><td rowspan="2">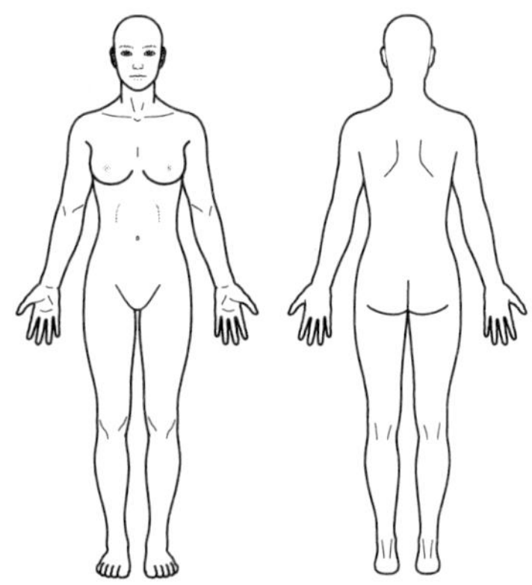</td></tr>
<tr><td>추정진단
(Imp)</td><td>1.
2.
3.
4.</td></tr>
<tr><td colspan="3">주요 검사결과 및 처치
(Intubation, CPR, Central line, CXR, B-CT, 혈액검사, 약물 etc)</td></tr>
<tr><td colspan="3">추후 계획 (Plan)</td></tr>
<tr><td colspan="3">최종 진단명 (Diagnosis)</td></tr>
</table>

<table>
<tr><td>타과 협진(consult)</td><td>시간</td><td>타과 협진(consult)</td><td>시간</td></tr>
<tr><td>1.</td><td></td><td>2.</td><td></td></tr>
<tr><td>결과</td><td colspan="3">□ 정상퇴원 □ 전원 □ 사망 □ DOA □ 응급수술 □ 기타( )
□ 입원(과) [1. 일반병실 2. 중환자실( )]</td></tr>
</table>

응급질병 문헌고찰

<table>
<tr><td colspan="2">실습일자</td><td>20　　년　　월　　일　　요일</td></tr>
<tr><td rowspan="2">임상과 연결된 이론</td><td>주제 (keyword)</td><td></td></tr>
<tr><td colspan="2"></td></tr>
<tr><td colspan="2">학습목표</td><td></td></tr>
<tr><td colspan="2">느낀점</td><td></td></tr>
</table>

응급환자 보고서

☐ 실습지 책임자: ______________________ (인)

내원일시:	년	월	일	시	분

환자정보	이름	성별	나이	전화번호
주소			몸무게(BW)	직업

내원사유 ☐ 질병 ☐ 질병외 ☐ 미상 | KTAS Level ☐ I ☐ II ☐ III ☐ IV ☐ V

내원수단 ☐ 도보 ☐ 승용차 ☐ 택시 ☐ 119 ☐ 129 ☐ 112 ☐ 타병원구급차 ☐ 휠체어 ☐ 기타( )

구 분 ☐ 교통사고( ) ☐ 낙상 ☐ 폭행 ☐ 자상 ☐ 화상 ☐ 중독( ) ☐ 기타( )

병원전처치(Prehospital treatment)

주증상(C/C)	on set (Last Normal Time: , First Abnormal Time:)	GCS

현병력(P.I.)

의식수준(P.Ex) ☐ Alert ☐ Drowsy ☐ Stupor ☐ Semicoma ☐ Coma

활력징후	혈압(BP)	맥박(PR)	호흡(RR)	체온(BT)
time(:)				

BST mg/dl | SpO2 %

GCS	
Eye Opening	
Spontaneous	4
To Voice	3
To Pain	2
None	1
Verbal response	
Oriented	5
Confused	4
Inappropriate worlds	3
Incomprehensive words	2
Motor response	
Obey command	6
Purposeful movements	5
Withdraw	4
Flexion	3
Extension	2
None	1
Total :	

과거력

☐ Hypertension ☐ DM ☐ Hepatitis( ) ☐ Pulmonary Tbc ☐ Asthma
☐ 심장질환: ☐ 간질환: ☐ 폐질환:
☐ 기타:

☐ 입원력 Admission Hx.: ☐ 수술력 Operation Hx.:
☐ 알레르기 Allergy:
☐ 음주력 Alcohol(주*년): ☐ 흡연력 Smoking(갑*년):

계통별검진(ROS)*

신체검진(P.Ex.)

G/A (☐ not ☐ acute ☐ chronic) ill-looking
HEENT: Pupil size (/ mm) PLR (/) ☐ Isocoric ☐ Anemic ☐ Icteric
Chest: Breathing Sound (☐ Clear ☐ Coarse ☐ Wheezing ☐ Rale) on (Rt /Lt)
Heart: Heart Beat (☐ Regular ☐ Irregular)
Heart sound (☐ Clear ☐ Murmur)
Abd: Bowel Sound (☐ Active ☐ Hyperactive ☐ Hypoactive ☐ None)
Tenderness (☐ Direct ☐ Rebound) at (Q)
Ext.: ☐ pitting edema ☐ clubbing finger
Back: CVA Tenderness (/)

* ROS(Review of system): A/N/V/C/D, C/S/R, Dyspnea, Sore throat, Chest pain, Palpitation, Headache, Dizziness, Vertigo, Jaundice, Otalgia, Skin Rash, Fever, Chill, Weakness, Hematemesis, Melena, Hematochezia, Hemoptysis, Hematuria, Voiding Difficulty, Poor oral intake etc

신체검진 (P.Ex)		
추정진단 (Imp)	1. 2. 3. 4.	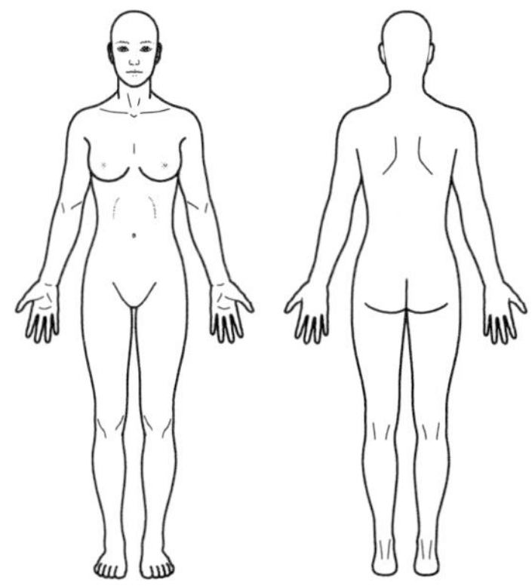

주요 검사결과 및 처치
(Intubation, CPR, Central line, CXR, B-CT, 혈액검사, 약물 etc)

추후 계획 (Plan)

최종 진단명 (Diagnosis)

타과 협진(consult)	시간	타과 협진(consult)	시간
1.		2.	

결과	☐ 정상퇴원 ☐ 전원 ☐ 사망 ☐ DOA ☐ 응급수술 ☐ 기타( ) ☐ 입원(과) [1. 일반병실 2. 중환자실( )]

응급질병 문헌고찰

실습일자		20 년 월 일 요일
임상과 연결된 이론	주제 (keyword)	
학습목표		
느낀점		

응급환자 보고서

☐ 실습지 책임자: ________________ ㊞

내원일시: 년 월 일 시 분				
환자정보	이름	성별	나이	전화번호
주소			몸무게(BW)	직업
내원사유 ☐ 질병 ☐ 질병외 ☐ 미상		KTAS Level ☐ I ☐ II ☐ III ☐ IV ☐ V		
내원수단 ☐ 도보 ☐ 승용차 ☐ 택시 ☐ 119 ☐ 129 ☐ 112 ☐ 타병원구급차 ☐ 휠체어 ☐ 기타( )				
구 분 ☐ 교통사고( ) ☐ 낙상 ☐ 폭행 ☐ 자상 ☐ 화상 ☐ 중독( ) ☐ 기타( )				
병원전처치(Prehospital treatment)				

주증상(C/C)			on set (Last Normal Time: , First Abnormal Time:)		GCS
현병력(P.I.)					Eye Opening Spontaneous 4 To Voice 3 To Pain 2 None 1 Verbal response Oriented 5 Confused 4 Inappropriate worlds 3 Incomprehensive words 2
의식수준(P.Ex)	☐ Alert ☐ Drowsy ☐ Stupor ☐ Semicoma ☐ Coma				Motor response Obey command 6 Purposeful movements 5 Withdraw 4 Flexion 3 Extension 2 None 1
활력징후	혈압(BP)	맥박(PR)	호흡(RR)	체온(BT)	
time(:)					
BST mg/dl		SpO2 %			Total :

과거력	☐ Hypertension ☐ DM ☐ Hepatitis( ) ☐ Pulmonary Tbc ☐ Asthma ☐ 심장질환: ☐ 간질환: ☐ 폐질환: ☐ 기타:
	☐ 입원력 Admission Hx.: ☐ 수술력 Operation Hx.: ☐ 알레르기 Allergy: ☐ 음주력 Alcohol(주*년): ☐ 흡연력 Smoking(갑*년):
계통별검진(ROS)*	
신체검진(P.Ex.)	G/A (☐ not ☐ acute ☐ chronic) ill-looking HEENT: Pupil size (/ mm) PLR (/) ☐ Isocoric ☐ Anemic ☐ Icteric Chest: Breathing Sound (☐ Clear ☐ Coarse ☐ Wheezing ☐ Rale) on (Rt /Lt) Heart: Heart Beat (☐ Regular ☐ Irregular) Heart sound (☐ Clear ☐ Murmur) Abd: Bowel Sound (☐ Active ☐ Hyperactive ☐ Hypoactive ☐ None) Tenderness (☐ Direct ☐ Rebound) at (Q) Ext.: ☐ pitting edema ☐ clubbing finger Back: CVA Tenderness (/)

* ROS(Review of system): A/N/V/C/D, C/S/R, Dyspnea, Sore throat, Chest pain, Palpitation, Headache, Dizziness, Vertigo, Jaundice, Otalgia, Skin Rash, Fever, Chill, Weakness, Hematemesis, Melena, Hematochezia, Hemoptysis, Hematuria, Voiding Difficulty, Poor oral intake etc

신체검진 (P.Ex)	
추정진단 (Imp)	1. 2. 3. 4.

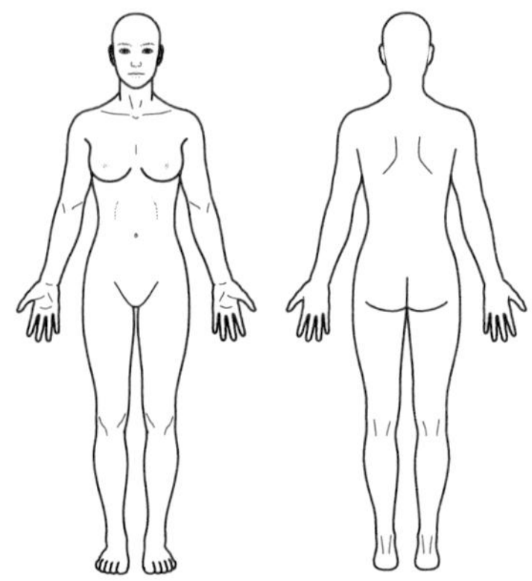

주요 검사결과 및 처치
(Intubation, CPR, Central line, CXR, B-CT, 혈액검사, 약물 etc)

추후 계획 (Plan)

최종 진단명 (Diagnosis)

타과 협진(consult)	시간	타과 협진(consult)	시간
1.		2.	

결과	☐ 정상퇴원 ☐ 전원 ☐ 사망 ☐ DOA ☐ 응급수술 ☐ 기타( ) ☐ 입원(과) [1. 일반병실 2. 중환자실( )]

응급질병 문헌고찰

실습일자		20 년 월 일 요일
임상과 연결된 이론	주제 (keyword)	
학습목표		
느낀점		

응급환자 보고서

☐ 실습지 책임자: ____________________ ㊞

내원일시: 년 월 일 시 분				
환자정보	이름	성별	나이	전화번호
주소			몸무게(BW)	직업
내원사유 ☐ 질병 ☐ 질병외 ☐ 미상		KTAS Level ☐ I ☐ II ☐ III ☐ IV ☐ V		
내원수단 ☐ 도보 ☐ 승용차 ☐ 택시 ☐ 119 ☐ 129 ☐ 112 ☐ 타병원구급차 ☐ 휠체어 ☐ 기타( )				
구 분 ☐ 교통사고( ) ☐ 낙상 ☐ 폭행 ☐ 자상 ☐ 화상 ☐ 중독( ) ☐ 기타( )				
병원전처치(Prehospital treatment)				
주증상(C/C)		on set (Last Normal Time: , First Abnormal Time:)		GCS
현병력(P.I.)				
의식수준(P.Ex)	☐ Alert ☐ Drowsy ☐ Stupor ☐ Semicoma ☐ Coma			
활력징후	혈압(BP)	맥박(PR)	호흡(RR)	체온(BT)
time(:)				
BST mg/dl		SpO2 %		Total :

GCS

Eye Opening	
Spontaneous	4
To Voice	3
To Pain	2
None	1
Verbal response	
Oriented	5
Confused	4
Inappropriate worlds	3
Incomprehensive words	2
Motor response	
Obey command	6
Purposeful movements	5
Withdraw	4
Flexion	3
Extension	2
None	1

과거력	☐ Hypertension ☐ DM ☐ Hepatitis( ) ☐ Pulmonary Tbc ☐ Asthma ☐ 심장질환: ☐ 간질환: ☐ 폐질환: ☐ 기타:
	☐ 입원력 Admission Hx.: ☐ 수술력 Operation Hx.: ☐ 알레르기 Allergy: ☐ 음주력 Alcohol(주*년): ☐ 흡연력 Smoking(갑*년):
계통별검진(ROS)*	
신체검진(P.Ex.)	G/A (☐ not ☐ acute ☐ chronic) ill-looking HEENT: Pupil size (/ mm) PLR (/) ☐ Isocoric ☐ Anemic ☐ Icteric Chest: Breathing Sound (☐ Clear ☐ Coarse ☐ Wheezing ☐ Rale) on (Rt /Lt) Heart: Heart Beat (☐ Regular ☐ Irregular) Heart sound (☐ Clear ☐ Murmur) Abd: Bowel Sound (☐ Active ☐ Hyperactive ☐ Hypoactive ☐ None) Tenderness (☐ Direct ☐ Rebound) at (Q) Ext.: ☐ pitting edema ☐ clubbing finger Back: CVA Tenderness (/)

* ROS(Review of system): A/N/V/C/D, C/S/R, Dyspnea, Sore throat, Chest pain, Palpitation, Headache, Dizziness, Vertigo, Jaundice, Otalgia, Skin Rash, Fever, Chill, Weakness, Hematemesis, Melena, Hematochezia, Hemoptysis, Hematuria, Voiding Difficulty, Poor oral intake etc

신체검진 (P.Ex)		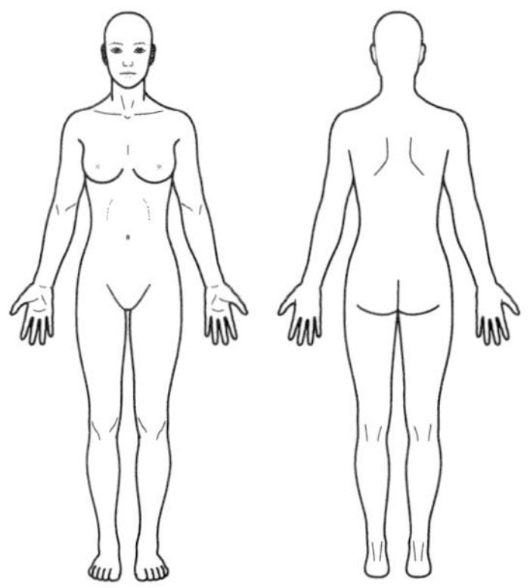
추정진단 (Imp)	1. 2. 3. 4.	

주요 검사결과 및 처치
(Intubation, CPR, Central line, CXR, B-CT, 혈액검사, 약물 etc)

추후 계획 (Plan)

최종 진단명 (Diagnosis)

타과 협진(consult)	시간	타과 협진(consult)	시간
1.		2.	
결과	□ 정상퇴원 □ 전원 □ 사망 □ DOA □ 응급수술 □ 기타( ) □ 입원(과) [1. 일반병실 2. 중환자실( )]		

응급질병 문헌고찰

<table>
<tr><td colspan="2">실습일자</td><td>20 년 월 일 요일</td></tr>
<tr><td rowspan="2">임상과
연결된
이론</td><td>주제
(keyword)</td><td></td></tr>
<tr><td colspan="2"></td></tr>
<tr><td colspan="2">학습목표</td><td></td></tr>
<tr><td colspan="2">느낀점</td><td></td></tr>
</table>

응급환자 보고서

☐ 실습지 책임자: ______________ ㉤

내원일시: 년 월 일 시 분				
환자정보	이름	성별	나이	전화번호
주소			몸무게(BW)	직업
내원사유 ☐ 질병 ☐ 질병외 ☐ 미상		KTAS Level ☐ I ☐ II ☐ III ☐ IV ☐ V		
내원수단 ☐ 도보 ☐ 승용차 ☐ 택시 ☐ 119 ☐ 129 ☐ 112 ☐ 타병원구급차 ☐ 휠체어 ☐ 기타( )				
구 분 ☐ 교통사고( ) ☐ 낙상 ☐ 폭행 ☐ 자상 ☐ 화상 ☐ 중독( ) ☐ 기타( )				
병원전처치(Prehospital treatment)				

주증상(C/C)		on set (Last Normal Time: , First Abnormal Time:)		GCS
현병력(P.I.)				Eye Opening Spontaneous 4 To Voice 3 To Pain 2 None 1 Verbal response Oriented 5 Confused 4 Inappropriate worlds 3 Incomprehensive words 2
의식수준(P.Ex)	☐ Alert ☐ Drowsy ☐ Stupor ☐ Semicoma ☐ Coma			Motor response Obey command 6 Purposeful movements 5 Withdraw 4 Flexion 3 Extension 2 None 1
활력징후	혈압(BP)	맥박(PR)	호흡(RR)	체온(BT)
time(:)				
BST mg/dl		SpO2 %		Total :

과거력	☐ Hypertension ☐ DM ☐ Hepatitis( ) ☐ Pulmonary Tbc ☐ Asthma ☐ 심장질환: ☐ 간질환: ☐ 폐질환: ☐ 기타:
	☐ 입원력 Admission Hx.: ☐ 수술력 Operation Hx.: ☐ 알레르기 Allergy: ☐ 음주력 Alcohol(주*년): ☐ 흡연력 Smoking(갑*년):
계통별검진(ROS)*	
신체검진(P.Ex.)	G/A (☐ not ☐ acute ☐ chronic) ill-looking HEENT: Pupil size (/ mm) PLR (/) ☐ Isocoric ☐ Anemic ☐ Icteric Chest: Breathing Sound (☐ Clear ☐ Coarse ☐ Wheezing ☐ Rale) on (Rt /Lt) Heart: Heart Beat (☐ Regular ☐ Irregular) Heart sound (☐ Clear ☐ Murmur) Abd: Bowel Sound (☐ Active ☐ Hyperactive ☐ Hypoactive ☐ None) Tenderness (☐ Direct ☐ Rebound) at (Q) Ext.: ☐ pitting edema ☐ clubbing finger Back: CVA Tenderness (/)

* ROS(Review of system): A/N/V/C/D, C/S/R, Dyspnea, Sore throat, Chest pain, Palpitation, Headache, Dizziness, Vertigo, Jaundice, Otalgia, Skin Rash, Fever, Chill, Weakness, Hematemesis, Melena, Hematochezia, Hemoptysis, Hematuria, Voiding Difficulty, Poor oral intake etc

신체검진 (P.Ex)		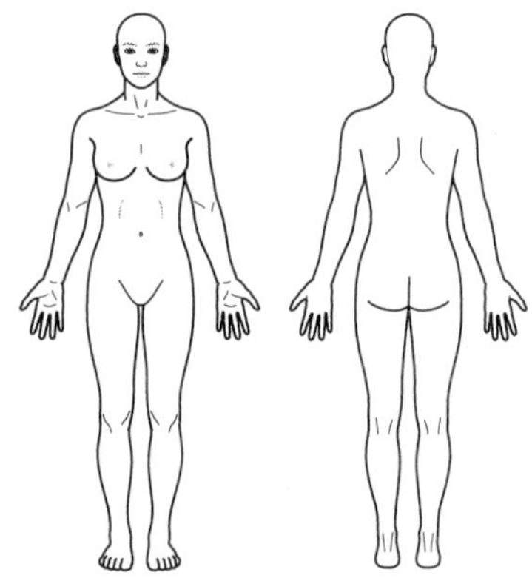
추정진단 (Imp)	1. 2. 3. 4.	

주요 검사결과 및 처치 (Intubation, CPR, Central line, CXR, B-CT, 혈액검사, 약물 etc)
추후 계획 (Plan)
최종 진단명 (Diagnosis)

타과 협진(consult)	시간	타과 협진(consult)	시간
1.		2.	
결과	☐ 정상퇴원 ☐ 전원 ☐ 사망 ☐ DOA ☐ 응급수술 ☐ 기타( ) ☐ 입원(과) [1. 일반병실 2. 중환자실( )]		

응급질병 문헌고찰

<table>
<tr><td colspan="2">실습일자</td><td>20　　　년　　　월　　　일　　　요일</td></tr>
<tr><td rowspan="2">임상과
연결된
이론</td><td>주제
(keyword)</td><td></td></tr>
<tr><td colspan="2"></td></tr>
<tr><td colspan="2">학습목표</td><td></td></tr>
<tr><td colspan="2">느낀점</td><td></td></tr>
</table>

응급환자 보고서

☐ 실습지 책임자: ________________ ㊞

내원일시: 년 월 일 시 분				
환자정보	이름	성별	나이	전화번호
주소			몸무게(BW)	직업
내원사유 ☐ 질병 ☐ 질병외 ☐ 미상		KTAS Level ☐ I ☐ II ☐ III ☐ IV ☐ V		
내원수단 ☐ 도보 ☐ 승용차 ☐ 택시 ☐ 119 ☐ 129 ☐ 112 ☐ 타병원구급차 ☐ 휠체어 ☐ 기타( )				
구 분 ☐ 교통사고( ) ☐ 낙상 ☐ 폭행 ☐ 자상 ☐ 화상 ☐ 중독( ) ☐ 기타( )				
병원전처치(Prehospital treatment)				

주증상(C/C)		on set (Last Normal Time: , First Abnormal Time:)		GCS
현병력(P.I.)				Eye Opening Spontaneous 4 To Voice 3 To Pain 2 None 1
				Verbal response Oriented 5 Confused 4 Inappropriate worlds 3 Incomprehensive words 2
의식수준(P.Ex)	☐ Alert ☐ Drowsy ☐ Stupor ☐ Semicoma ☐ Coma			Motor response Obey command 6 Purposeful movements 5 Withdraw 4 Flexion 3 Extension 2 None 1
활력징후	혈압(BP)	맥박(PR)	호흡(RR)	체온(BT)
time(:)				
BST mg/dl		SpO2 %		Total :

과거력	☐ Hypertension ☐ DM ☐ Hepatitis( ) ☐ Pulmonary Tbc ☐ Asthma ☐ 심장질환: ☐ 간질환: ☐ 폐질환: ☐ 기타:
	☐ 입원력 Admission Hx.: ☐ 수술력 Operation Hx.: ☐ 알레르기 Allergy: ☐ 음주력 Alcohol(주*년): ☐ 흡연력 Smoking(갑*년):
계통별검진(ROS)*	
신체검진(P.Ex.)	G/A (☐ not ☐ acute ☐ chronic) ill-looking HEENT: Pupil size (/ mm) PLR (/) ☐ Isocoric ☐ Anemic ☐ Icteric Chest: Breathing Sound (☐ Clear ☐ Coarse ☐ Wheezing ☐ Rale) on (Rt /Lt) Heart: Heart Beat (☐ Regular ☐ Irregular) Heart sound (☐ Clear ☐ Murmur) Abd: Bowel Sound (☐ Active ☐ Hyperactive ☐ Hypoactive ☐ None) Tenderness (☐ Direct ☐ Rebound) at (Q) Ext.: ☐ pitting edema ☐ clubbing finger Back: CVA Tenderness (/)

* ROS(Review of system): A/N/V/C/D, C/S/R, Dyspnea, Sore throat, Chest pain, Palpitation, Headache, Dizziness, Vertigo, Jaundice, Otalgia, Skin Rash, Fever, Chill, Weakness, Hematemesis, Melena, Hematochezia, Hemoptysis, Hematuria, Voiding Difficulty, Poor oral intake etc

신체검진 (P.Ex)		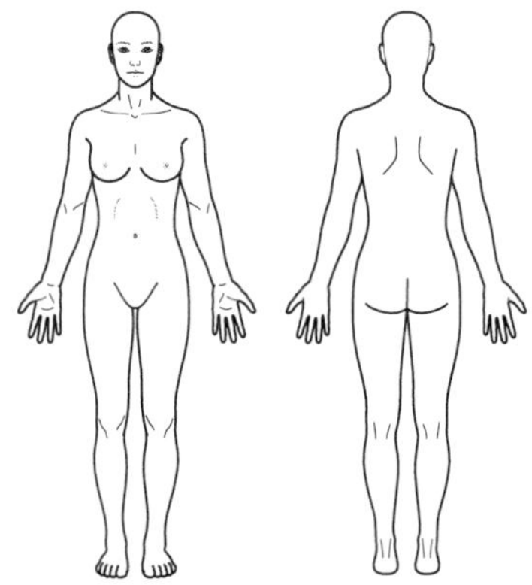
추정진단 (Imp)	1. 2. 3. 4.	

주요 검사결과 및 처치
(Intubation, CPR, Central line, CXR, B-CT, 혈액검사, 약물 etc)

추후 계획 (Plan)

최종 진단명 (Diagnosis)

타과 협진(consult)	시간	타과 협진(consult)	시간
1.		2.	

결과	☐ 정상퇴원 ☐ 전원 ☐ 사망 ☐ DOA ☐ 응급수술 ☐ 기타( ) ☐ 입원(과) [1. 일반병실 2. 중환자실( )]

응급질병 문헌고찰

<table>
<tr><td colspan="2">실습일자</td><td>20 년 월 일 요일</td></tr>
<tr><td rowspan="2">임상과
연결된
이론</td><td>주제
(keyword)</td><td></td></tr>
<tr><td colspan="2"></td></tr>
<tr><td colspan="2">학습목표</td><td></td></tr>
<tr><td colspan="2">느낀점</td><td></td></tr>
</table>

응급환자 보고서

☐ 실습지 책임자: ______________ ㉿

내원일시: 년 월 일 시 분				
환자정보	이름	성별	나이	전화번호
주소			몸무게(BW)	직업
내원사유 ☐질병 ☐질병외 ☐미상		KTAS Level ☐I ☐II ☐III ☐IV ☐V		
내원수단 ☐도보 ☐승용차 ☐택시 ☐119 ☐129 ☐112 ☐타병원구급차 ☐휠체어 ☐기타( )				
구 분 ☐교통사고( ) ☐낙상 ☐폭행 ☐자상 ☐화상 ☐중독( ) ☐기타( )				
병원전처치(Prehospital treatment)				

주증상(C/C)	on set (Last Normal Time: , First Abnormal Time:)	GCS
현병력(P.I.)		Eye Opening Spontaneous 4 To Voice 3 To Pain 2 None 1
		Verbal response Oriented 5 Confused 4 Inappropriate worlds 3 Incomprehensive words 2

의식수준(P.Ex)	☐Alert ☐Drowsy ☐Stupor ☐Semicoma ☐Coma				Motor response Obey command 6 Purposeful movements 5 Withdraw 4 Flexion 3 Extension 2 None 1
활력징후	혈압(BP)	맥박(PR)	호흡(RR)	체온(BT)	
time(:)					
BST mg/dl	SpO2 %				Total :

과거력	☐Hypertension ☐DM ☐Hepatitis( ) ☐Pulmonary Tbc ☐Asthma ☐심장질환: ☐간질환: ☐폐질환: ☐기타:
	☐입원력 Admission Hx.: ☐수술력 Operation Hx.: ☐알레르기 Allergy: ☐음주력 Alcohol(주*년): ☐흡연력 Smoking(갑*년):
계통별검진(ROS)*	
신체검진(P.Ex.)	G/A (☐not ☐acute ☐chronic) ill-looking HEENT: Pupil size (/ mm) PLR (/) ☐Isocoric ☐Anemic ☐Icteric Chest: Breathing Sound (☐Clear ☐Coarse ☐Wheezing ☐Rale) on (Rt /Lt) Heart: Heart Beat (☐Regular ☐Irregular) Heart sound (☐Clear ☐Murmur) Abd: Bowel Sound (☐Active ☐Hyperactive ☐Hypoactive ☐None) Tenderness (☐Direct ☐Rebound) at (Q) Ext.: ☐pitting edema ☐clubbing finger Back: CVA Tenderness (/)

* ROS(Review of system): A/N/V/C/D, C/S/R, Dyspnea, Sore throat, Chest pain, Palpitation, Headache, Dizziness, Vertigo, Jaundice, Otalgia, Skin Rash, Fever, Chill, Weakness, Hematemesis, Melena, Hematochezia, Hemoptysis, Hematuria, Voiding Difficulty, Poor oral intake etc

신체검진 (P.Ex)		
추정진단 (Imp)	1. 2. 3. 4.	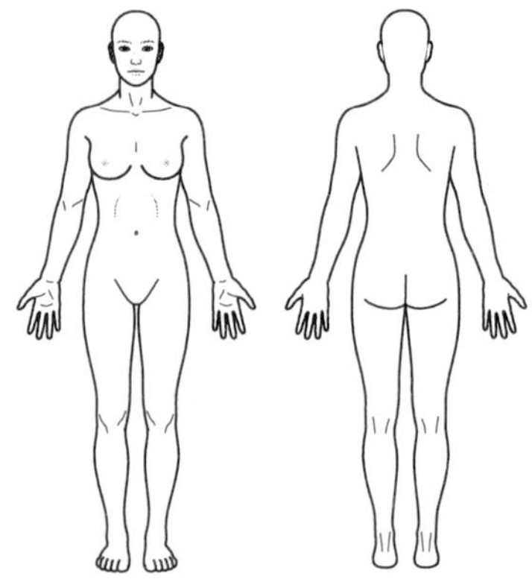

주요 검사결과 및 처치
(Intubation, CPR, Central line, CXR, B-CT, 혈액검사, 약물 etc)

추후 계획 (Plan)

최종 진단명 (Diagnosis)

타과 협진(consult)	시간	타과 협진(consult)	시간
1.		2.	

결과	☐ 정상퇴원 ☐ 전원 ☐ 사망 ☐ DOA ☐ 응급수술 ☐ 기타( ) ☐ 입원(과) [1. 일반병실 2. 중환자실( )]

응급질병 문헌고찰

실습일자		20 년 월 일 요일
임상과 연결된 이론	주제 (keyword)	
학습목표		
느낀점		

응급환자 보고서

☐ 실습지 책임자: ____________________ ㊞

<table>
<tr><td colspan="6">내원일시: 년 월 일 시 분</td></tr>
<tr><td>환자정보</td><td>이름</td><td>성별</td><td>나이</td><td colspan="2">전화번호</td></tr>
<tr><td>주소</td><td colspan="2"></td><td>몸무게(BW)</td><td colspan="2">직업</td></tr>
<tr><td colspan="3">내원사유 ☐ 질병 ☐ 질병외 ☐ 미상</td><td colspan="3">KTAS Level ☐ I ☐ II ☐ III ☐ IV ☐ V</td></tr>
<tr><td colspan="6">내원수단 ☐ 도보 ☐ 승용차 ☐ 택시 ☐ 119 ☐ 129 ☐ 112 ☐ 타병원구급차 ☐ 휠체어 ☐ 기타( )</td></tr>
<tr><td colspan="6">구 분 ☐ 교통사고( ) ☐ 낙상 ☐ 폭행 ☐ 자상 ☐ 화상 ☐ 중독( ) ☐ 기타( )</td></tr>
<tr><td colspan="6">병원전처치(Prehospital treatment)</td></tr>
<tr><td colspan="3">주증상(C/C)</td><td colspan="2">on set
(Last Normal Time: ,
First Abnormal Time:)</td><td>GCS
Eye Opening
Spontaneous 4
To Voice 3
To Pain 2
None 1</td></tr>
<tr><td colspan="5">현병력(P.I.)</td><td>Verbal response
Oriented 5
Confused 4
Inappropriate worlds 3
Incomprehensive words 2</td></tr>
<tr><td>의식수준(P.Ex)</td><td colspan="4">☐ Alert ☐ Drowsy ☐ Stupor ☐ Semicoma ☐ Coma</td><td rowspan="3">Motor response
Obey command 6
Purposeful movements 5
Withdraw 4
Flexion 3
Extension 2
None 1</td></tr>
<tr><td>활력징후</td><td>혈압(BP)</td><td>맥박(PR)</td><td>호흡(RR)</td><td>체온(BT)</td></tr>
<tr><td>time(:)</td><td></td><td></td><td></td><td></td></tr>
<tr><td colspan="2">BST mg/dl</td><td colspan="3">SpO2 %</td><td>Total :</td></tr>
</table>

<table>
<tr><td rowspan="2">과거력</td><td>☐ Hypertension ☐ DM ☐ Hepatitis( ) ☐ Pulmonary Tbc ☐ Asthma
☐ 심장질환: ☐ 간질환: ☐ 폐질환:
☐ 기타:</td></tr>
<tr><td>☐ 입원력 Admission Hx.: ☐ 수술력 Operation Hx.:
☐ 알레르기 Allergy:
☐ 음주력 Alcohol(주*년): ☐ 흡연력 Smoking(갑*년):</td></tr>
<tr><td>계통별검진(ROS)*</td><td></td></tr>
<tr><td>신체검진(P.Ex.)</td><td>G/A (☐ not ☐ acute ☐ chronic) ill-looking
HEENT: Pupil size (/ mm) PLR (/) ☐ Isocoric ☐ Anemic ☐ Icteric
Chest: Breathing Sound (☐ Clear ☐ Coarse ☐ Wheezing ☐ Rale) on (Rt /Lt)
Heart: Heart Beat (☐ Regular ☐ Irregular)
Heart sound (☐ Clear ☐ Murmur)
Abd: Bowel Sound (☐ Active ☐ Hyperactive ☐ Hypoactive ☐ None)
Tenderness (☐ Direct ☐ Rebound) at (Q)
Ext.: ☐ pitting edema ☐ clubbing finger
Back: CVA Tenderness (/)</td></tr>
</table>

* ROS(Review of system): A/N/V/C/D, C/S/R, Dyspnea, Sore throat, Chest pain, Palpitation, Headache, Dizziness, Vertigo, Jaundice, Otalgia, Skin Rash, Fever, Chill, Weakness, Hematemesis, Melena, Hematochezia, Hemoptysis, Hematuria, Voiding Difficulty, Poor oral intake etc

신체검진 (P.Ex)		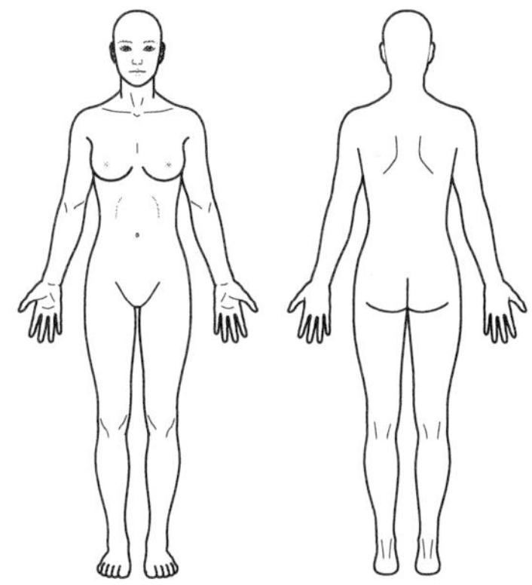
추정진단 (Imp)	1. 2. 3. 4.	

주요 검사결과 및 처치
(Intubation, CPR, Central line, CXR, B-CT, 혈액검사, 약물 etc)

추후 계획 (Plan)

최종 진단명 (Diagnosis)

타과 협진(consult)	시간	타과 협진(consult)	시간
1.		2.	

결과	☐ 정상퇴원 ☐ 전원 ☐ 사망 ☐ DOA ☐ 응급수술 ☐ 기타( ) ☐ 입원(과) [1. 일반병실 2. 중환자실( )]

응급질병 문헌고찰

<table>
<tr><td colspan="2">실습일자</td><td>20 년 월 일 요일</td></tr>
<tr><td rowspan="2">임상과
연결된
이론</td><td>주제
(keyword)</td><td></td></tr>
<tr><td colspan="2"></td></tr>
<tr><td colspan="2">학습목표</td><td></td></tr>
<tr><td colspan="2">느낀점</td><td></td></tr>
</table>

응급환자 보고서

☐ 실습지 책임자: ______________________ ㊞

내원일시: 년 월 일 시 분				
환자정보	이름	성별	나이	전화번호
주소			몸무게(BW)	직업
내원사유 ☐ 질병 ☐ 질병외 ☐ 미상		KTAS Level ☐ I ☐ II ☐ III ☐ IV ☐ V		
내원수단 ☐ 도보 ☐ 승용차 ☐ 택시 ☐ 119 ☐ 129 ☐ 112 ☐ 타병원구급차 ☐ 휠체어 ☐ 기타( )				
구 분 ☐ 교통사고( ) ☐ 낙상 ☐ 폭행 ☐ 자상 ☐ 화상 ☐ 중독( ) ☐ 기타( )				
병원전처치(Prehospital treatment)				

주증상(C/C)			on set (Last Normal Time: , First Abnormal Time:)		GCS
현병력(P.I.)					Eye Opening Spontaneous 4 To Voice 3 To Pain 2 None 1
					Verbal response Oriented 5 Confused 4 Inappropriate worlds 3 Incomprehensive words 2
의식수준(P.Ex)	☐ Alert ☐ Drowsy ☐ Stupor ☐ Semicoma ☐ Coma				Motor response Obey command 6 Purposeful movements 5 Withdraw 4 Flexion 3 Extension 2 None 1
활력징후	혈압(BP)	맥박(PR)	호흡(RR)	체온(BT)	
time(:)					
BST mg/dl		SpO2 %			Total :

과거력	☐ Hypertension ☐ DM ☐ Hepatitis( ) ☐ Pulmonary Tbc ☐ Asthma ☐ 심장질환: ☐ 간질환: ☐ 폐질환: ☐ 기타:
	☐ 입원력 Admission Hx.: ☐ 수술력 Operation Hx.: ☐ 알레르기 Allergy: ☐ 음주력 Alcohol(주*년): ☐ 흡연력 Smoking(갑*년):
계통별검진(ROS)*	
신체검진(P.Ex.)	G/A (☐ not ☐ acute ☐ chronic) ill-looking HEENT: Pupil size (/ mm) PLR (/) ☐ Isocoric ☐ Anemic ☐ Icteric Chest: Breathing Sound (☐ Clear ☐ Coarse ☐ Wheezing ☐ Rale) on (Rt /Lt) Heart: Heart Beat (☐ Regular ☐ Irregular) Heart sound (☐ Clear ☐ Murmur) Abd: Bowel Sound (☐ Active ☐ Hyperactive ☐ Hypoactive ☐ None) Tenderness (☐ Direct ☐ Rebound) at (Q) Ext.: ☐ pitting edema ☐ clubbing finger Back: CVA Tenderness (/)

* ROS(Review of system): A/N/V/C/D, C/S/R, Dyspnea, Sore throat, Chest pain, Palpitation, Headache, Dizziness, Vertigo, Jaundice, Otalgia, Skin Rash, Fever, Chill, Weakness, Hematemesis, Melena, Hematochezia, Hemoptysis, Hematuria, Voiding Difficulty, Poor oral intake etc

신체검진 (P.Ex)		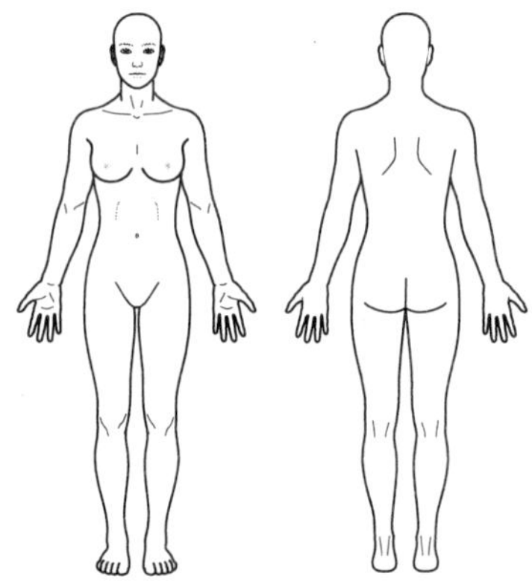
추정진단 (Imp)	1. 2. 3. 4.	

주요 검사결과 및 처치
(Intubation, CPR, Central line, CXR, B-CT, 혈액검사, 약물 etc)

추후 계획 (Plan)

최종 진단명 (Diagnosis)

타과 협진(consult)	시간	타과 협진(consult)	시간
1.		2.	
결과	□ 정상퇴원 □ 전원 □ 사망 □ DOA □ 응급수술 □ 기타( ) □ 입원(과) [1. 일반병실 2. 중환자실( )]		

응급질병 문헌고찰

<table>
<tr><td colspan="2">실습일자</td><td>20　　년　　월　　일　　요일</td></tr>
<tr><td rowspan="2">임상과 연결된 이론</td><td>주제
(keyword)</td><td></td></tr>
<tr><td colspan="2"></td></tr>
<tr><td colspan="2">학습목표</td><td></td></tr>
<tr><td colspan="2">느낀점</td><td></td></tr>
</table>

응급환자 보고서

☐ 실습지 책임자: ____________________ ㊞

내원일시: 년 월 일 시 분				
환자정보	이름	성별	나이	전화번호
주소			몸무게(BW)	직업
내원사유 ☐ 질병 ☐ 질병외 ☐ 미상		KTAS Level ☐ I ☐ II ☐ III ☐ IV ☐ V		
내원수단 ☐ 도보 ☐ 승용차 ☐ 택시 ☐ 119 ☐ 129 ☐ 112 ☐ 타병원구급차 ☐ 휠체어 ☐ 기타( )				
구 분 ☐ 교통사고( ) ☐ 낙상 ☐ 폭행 ☐ 자상 ☐ 화상 ☐ 중독( ) ☐ 기타( )				
병원전처치(Prehospital treatment)				

주증상(C/C)	on set (Last Normal Time: , First Abnormal Time:)	GCS
현병력(P.I.)		Eye Opening Spontaneous 4 To Voice 3 To Pain 2 None 1
		Verbal response Oriented 5 Confused 4 Inappropriate worlds 3 Incomprehensive words 2

의식수준(P.Ex)	☐ Alert ☐ Drowsy ☐ Stupor ☐ Semicoma ☐ Coma				Motor response Obey command 6 Purposeful movements 5 Withdraw 4 Flexion 3 Extension 2 None 1
활력징후	혈압(BP)	맥박(PR)	호흡(RR)	체온(BT)	
time(:)					
BST mg/dl	SpO2 %				Total :

과거력	☐ Hypertension ☐ DM ☐ Hepatitis( ) ☐ Pulmonary Tbc ☐ Asthma ☐ 심장질환: ☐ 간질환: ☐ 폐질환: ☐ 기타:
	☐ 입원력 Admission Hx.: ☐ 수술력 Operation Hx.: ☐ 알레르기 Allergy: ☐ 음주력 Alcohol(주*년): ☐ 흡연력 Smoking(갑*년):
계통별검진(ROS)*	
신체검진(P.Ex.)	G/A (☐ not ☐ acute ☐ chronic) ill-looking HEENT: Pupil size (/ mm) PLR (/) ☐ Isocoric ☐ Anemic ☐ Icteric Chest: Breathing Sound (☐ Clear ☐ Coarse ☐ Wheezing ☐ Rale) on (Rt /Lt) Heart: Heart Beat (☐ Regular ☐ Irregular) Heart sound (☐ Clear ☐ Murmur) Abd: Bowel Sound (☐ Active ☐ Hyperactive ☐ Hypoactive ☐ None) Tenderness (☐ Direct ☐ Rebound) at (Q) Ext.: ☐ pitting edema ☐ clubbing finger Back: CVA Tenderness (/)

* ROS(Review of system): A/N/V/C/D, C/S/R, Dyspnea, Sore throat, Chest pain, Palpitation, Headache, Dizziness, Vertigo, Jaundice, Otalgia, Skin Rash, Fever, Chill, Weakness, Hematemesis, Melena, Hematochezia, Hemoptysis, Hematuria, Voiding Difficulty, Poor oral intake etc

신체검진 (P.Ex)		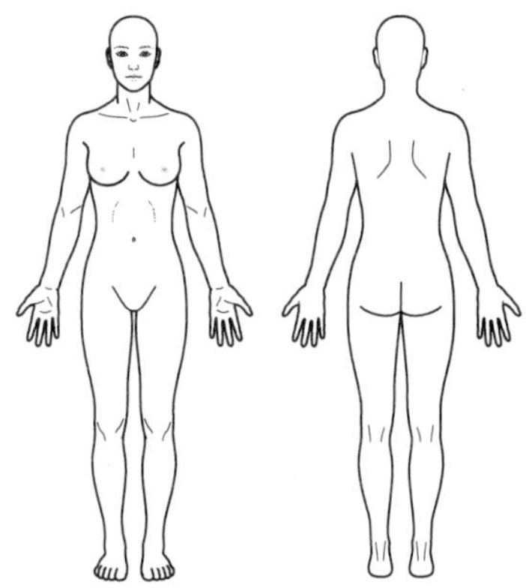
추정진단 (Imp)	1. 2. 3. 4.	

주요 검사결과 및 처치
(Intubation, CPR, Central line, CXR, B-CT, 혈액검사, 약물 etc)

추후 계획 (Plan)

최종 진단명 (Diagnosis)

타과 협진(consult)	시간	타과 협진(consult)	시간
1.		2.	

결과	☐ 정상퇴원 ☐ 전원 ☐ 사망 ☐ DOA ☐ 응급수술 ☐ 기타( ) ☐ 입원(과) [1. 일반병실 2. 중환자실( )]

응급질병 문헌고찰

<table>
<tr><td colspan="2">실습일자</td><td>20 년 월 일 요일</td></tr>
<tr><td rowspan="2">임상과
연결된
이론</td><td>주제
(keyword)</td><td></td></tr>
<tr><td colspan="2"></td></tr>
<tr><td colspan="2">학습목표</td><td></td></tr>
<tr><td colspan="2">느낀점</td><td></td></tr>
</table>

응급환자 보고서

☐ 실습지 책임자: ____________________ ㉟

내원일시: 년 월 일 시 분				
환자정보	이름	성별	나이	전화번호
주소			몸무게(BW)	직업
내원사유 ☐ 질병 ☐ 질병외 ☐ 미상		KTAS Level ☐ I ☐ II ☐ III ☐ IV ☐ V		
내원수단 ☐ 도보 ☐ 승용차 ☐ 택시 ☐ 119 ☐ 129 ☐ 112 ☐ 타병원구급차 ☐ 휠체어 ☐ 기타( )				
구 분 ☐ 교통사고( ) ☐ 낙상 ☐ 폭행 ☐ 자상 ☐ 화상 ☐ 중독( ) ☐ 기타( )				
병원전처치(Prehospital treatment)				

주증상(C/C)		on set (Last Normal Time: , First Abnormal Time:)		GCS
현병력(P.I.)				Eye Opening Spontaneous 4 To Voice 3 To Pain 2 None 1
				Verbal response Oriented 5 Confused 4 Inappropriate worlds 3 Incomprehensive words 2
의식수준(P.Ex)	☐ Alert ☐ Drowsy ☐ Stupor ☐ Semicoma ☐ Coma			Motor response Obey command 6 Purposeful movements 5 Withdraw 4 Flexion 3 Extension 2 None 1
활력징후	혈압(BP)	맥박(PR)	호흡(RR)	체온(BT)
time(:)				
BST mg/dl		SpO2 %		Total :

과거력	☐ Hypertension ☐ DM ☐ Hepatitis( ) ☐ Pulmonary Tbc ☐ Asthma ☐ 심장질환: ☐ 간질환: ☐ 폐질환: ☐ 기타:
	☐ 입원력 Admission Hx.: ☐ 수술력 Operation Hx.: ☐ 알레르기 Allergy: ☐ 음주력 Alcohol(주*년): ☐ 흡연력 Smoking(갑*년):
계통별검진(ROS)*	
신체검진(P.Ex.)	G/A (☐ not ☐ acute ☐ chronic) ill-looking HEENT: Pupil size (/ mm) PLR (/) ☐ Isocoric ☐ Anemic ☐ Icteric Chest: Breathing Sound (☐ Clear ☐ Coarse ☐ Wheezing ☐ Rale) on (Rt /Lt) Heart: Heart Beat (☐ Regular ☐ Irregular) Heart sound (☐ Clear ☐ Murmur) Abd: Bowel Sound (☐ Active ☐ Hyperactive ☐ Hypoactive ☐ None) Tenderness (☐ Direct ☐ Rebound) at (Q) Ext.: ☐ pitting edema ☐ clubbing finger Back: CVA Tenderness (/)

* ROS(Review of system): A/N/V/C/D, C/S/R, Dyspnea, Sore throat, Chest pain, Palpitation, Headache, Dizziness, Vertigo, Jaundice, Otalgia, Skin Rash, Fever, Chill, Weakness, Hematemesis, Melena, Hematochezia, Hemoptysis, Hematuria, Voiding Difficulty, Poor oral intake etc

신체검진 (P.Ex)		
추정진단 (Imp)	1. 2. 3. 4.	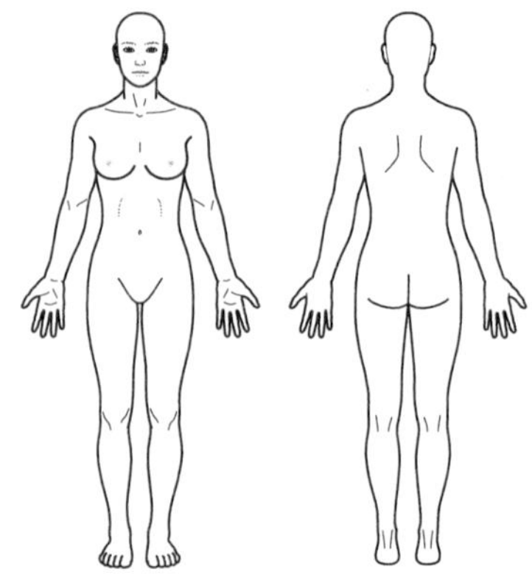

주요 검사결과 및 처치
(Intubation, CPR, Central line, CXR, B-CT, 혈액검사, 약물 etc)

추후 계획 (Plan)

최종 진단명 (Diagnosis)

타과 협진(consult)	시간	타과 협진(consult)	시간
1.		2.	

결과	☐ 정상퇴원 ☐ 전원 ☐ 사망 ☐ DOA ☐ 응급수술 ☐ 기타( ) ☐ 입원(과) [1. 일반병실 2. 중환자실( )]

응급질병 문헌고찰

<table>
<tr><td colspan="2">실습일자</td><td>20　　　년　　　월　　　일　　　요일</td></tr>
<tr><td rowspan="2">임상과 연결된 이론</td><td>주제
(keyword)</td><td></td></tr>
<tr><td colspan="2"></td></tr>
<tr><td colspan="2">학습목표</td><td></td></tr>
<tr><td colspan="2">느낀점</td><td></td></tr>
</table>

응급환자 보고서

☐ 실습지 책임자: ______________ ㊞

내원일시: 년 월 일 시 분				
환자정보	이름	성별	나이	전화번호
주소			몸무게(BW)	직업

내원사유 ☐ 질병 ☐ 질병외 ☐ 미상 | KTAS Level ☐ I ☐ II ☐ III ☐ IV ☐ V

내원수단 ☐ 도보 ☐ 승용차 ☐ 택시 ☐ 119 ☐ 129 ☐ 112 ☐ 타병원구급차 ☐ 휠체어 ☐ 기타( )

구 분 ☐ 교통사고( ) ☐ 낙상 ☐ 폭행 ☐ 자상 ☐ 화상 ☐ 중독( ) ☐ 기타( )

병원전처치(Prehospital treatment)

주증상(C/C)	on set (Last Normal Time: , First Abnormal Time:)
현병력(P.I.)	

GCS	
Eye Opening	
Spontaneous	4
To Voice	3
To Pain	2
None	1
Verbal response	
Oriented	5
Confused	4
Inappropriate worlds	3
Incomprehensive words	2
Motor response	
Obey command	6
Purposeful movements	5
Withdraw	4
Flexion	3
Extension	2
None	1
Total :	

의식수준(P.Ex) ☐ Alert ☐ Drowsy ☐ Stupor ☐ Semicoma ☐ Coma

활력징후	혈압(BP)	맥박(PR)	호흡(RR)	체온(BT)
time(:)				

BST mg/dl | SpO2 %

과거력	☐ Hypertension ☐ DM ☐ Hepatitis( ) ☐ Pulmonary Tbc ☐ Asthma ☐ 심장질환: ☐ 간질환: ☐ 폐질환: ☐ 기타:
	☐ 입원력 Admission Hx.: ☐ 수술력 Operation Hx.: ☐ 알레르기 Allergy: ☐ 음주력 Alcohol(주*년): ☐ 흡연력 Smoking(갑*년):
계통별검진(ROS)*	
신체검진(P.Ex.)	G/A (☐ not ☐ acute ☐ chronic) ill-looking HEENT: Pupil size (/ mm) PLR (/) ☐ Isocoric ☐ Anemic ☐ Icteric Chest: Breathing Sound (☐ Clear ☐ Coarse ☐ Wheezing ☐ Rale) on (Rt /Lt) Heart: Heart Beat (☐ Regular ☐ Irregular) Heart sound (☐ Clear ☐ Murmur) Abd: Bowel Sound (☐ Active ☐ Hyperactive ☐ Hypoactive ☐ None) Tenderness (☐ Direct ☐ Rebound) at (Q) Ext.: ☐ pitting edema ☐ clubbing finger Back: CVA Tenderness (/)

* ROS(Review of system): A/N/V/C/D, C/S/R, Dyspnea, Sore throat, Chest pain, Palpitation, Headache, Dizziness, Vertigo, Jaundice, Otalgia, Skin Rash, Fever, Chill, Weakness, Hematemesis, Melena, Hematochezia, Hemoptysis, Hematuria, Voiding Difficulty, Poor oral intake etc

신체검진 (P.Ex)		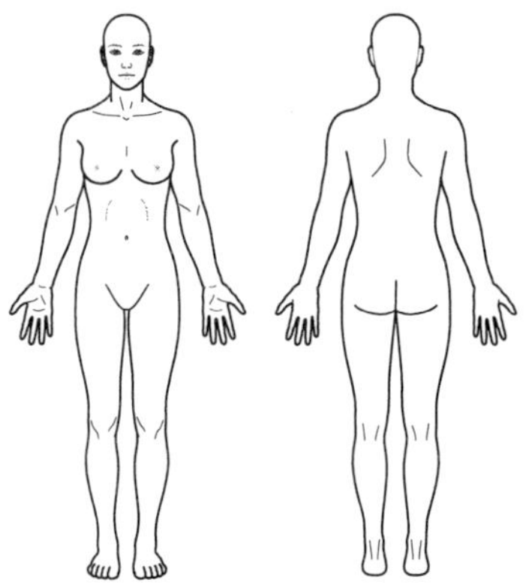
추정진단 (Imp)	1. 2. 3. 4.	

주요 검사결과 및 처치
(Intubation, CPR, Central line, CXR, B-CT, 혈액검사, 약물 etc)

추후 계획 (Plan)

최종 진단명 (Diagnosis)

타과 협진(consult)	시간	타과 협진(consult)	시간
1.		2.	

결과	☐ 정상퇴원 ☐ 전원 ☐ 사망 ☐ DOA ☐ 응급수술 ☐ 기타( ) ☐ 입원(과) [1. 일반병실 2. 중환자실( )]

응급질병 문헌고찰

<table>
<tr><td colspan="2">실습일자</td><td>20 년 월 일 요일</td></tr>
<tr><td rowspan="2">임상과 연결된 이론</td><td>주제 (keyword)</td><td></td></tr>
<tr><td colspan="2"></td></tr>
<tr><td colspan="2">학습목표</td><td></td></tr>
<tr><td colspan="2">느낀점</td><td></td></tr>
</table>

응급환자 보고서

☐ 실습지 책임자: ______________ ㊞

내원일시: 년 월 일 시 분				
환자정보	이름	성별	나이	전화번호
주소			몸무게(BW)	직업
내원사유 ☐ 질병 ☐ 질병외 ☐ 미상		KTAS Level ☐ I ☐ II ☐ III ☐ IV ☐ V		
내원수단 ☐ 도보 ☐ 승용차 ☐ 택시 ☐ 119 ☐ 129 ☐ 112 ☐ 타병원구급차 ☐ 휠체어 ☐ 기타( )				
구 분 ☐ 교통사고( ) ☐ 낙상 ☐ 폭행 ☐ 자상 ☐ 화상 ☐ 중독( ) ☐ 기타( )				
병원전처치(Prehospital treatment)				

주증상(C/C)		on set (Last Normal Time: , First Abnormal Time:)		GCS
현병력(P.I.)				Eye Opening Spontaneous 4 To Voice 3 To Pain 2 None 1
				Verbal response Oriented 5 Confused 4 Inappropriate worlds 3 Incomprehensive words 2
의식수준(P.Ex)	☐ Alert ☐ Drowsy ☐ Stupor ☐ Semicoma ☐ Coma			Motor response Obey command 6 Purposetul movements 5 Withdraw 4 Flexion 3 Extension 2 None 1
활력징후	혈압(BP)	맥박(PR)	호흡(RR)	체온(BT)
time(:)				
BST mg/dl	SpO2 %			Total :

과거력	☐ Hypertension ☐ DM ☐ Hepatitis( ) ☐ Pulmonary Tbc ☐ Asthma ☐ 심장질환: ☐ 간질환: ☐ 폐질환: ☐ 기타:
	☐ 입원력 Admission Hx.: ☐ 수술력 Operation Hx.: ☐ 알레르기 Allergy: ☐ 음주력 Alcohol(주*년): ☐ 흡연력 Smoking(갑*년):
계통별검진(ROS)*	
신체검진(P.Ex.)	G/A (☐ not ☐ acute ☐ chronic) ill-looking HEENT: Pupil size (/ mm) PLR (/) ☐ Isocoric ☐ Anemic ☐ Icteric Chest: Breathing Sound (☐ Clear ☐ Coarse ☐ Wheezing ☐ Rale) on (Rt /Lt) Heart: Heart Beat (☐ Regular ☐ Irregular) Heart sound (☐ Clear ☐ Murmur) Abd: Bowel Sound (☐ Active ☐ Hyperactive ☐ Hypoactive ☐ None) Tenderness (☐ Direct ☐ Rebound) at (Q) Ext.: ☐ pitting edema ☐ clubbing finger Back: CVA Tenderness (/)

* ROS(Review of system): A/N/V/C/D, C/S/R, Dyspnea, Sore throat, Chest pain, Palpitation, Headache, Dizziness, Vertigo, Jaundice, Otalgia, Skin Rash, Fever, Chill, Weakness, Hematemesis, Melena, Hematochezia, Hemoptysis, Hematuria, Voiding Difficulty, Poor oral intake etc

신체검진 (P.Ex)		
추정진단 (Imp)	1. 2. 3. 4.	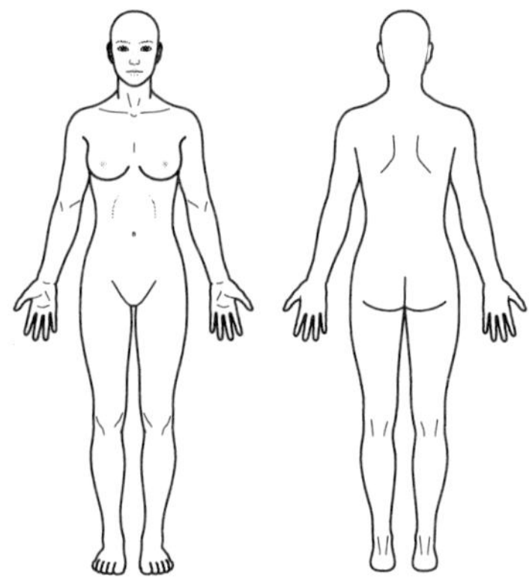

주요 검사결과 및 처치
(Intubation, CPR, Central line, CXR, B-CT, 혈액검사, 약물 etc)

추후 계획 (Plan)

최종 진단명 (Diagnosis)

타과 협진(consult)	시간	타과 협진(consult)	시간
1.		2.	

결과	☐ 정상퇴원 ☐ 전원 ☐ 사망 ☐ DOA ☐ 응급수술 ☐ 기타( ) ☐ 입원(과) [1. 일반병실 2. 중환자실( )]

응급질병 문헌고찰

<table>
<tr><td colspan="2">실습일자</td><td>20 년 월 일 요일</td></tr>
<tr><td rowspan="2">임상과 연결된 이론</td><td>주제 (keyword)</td><td></td></tr>
<tr><td colspan="2"></td></tr>
<tr><td colspan="2">학습목표</td><td></td></tr>
<tr><td colspan="2">느낀점</td><td></td></tr>
</table>

응급환자 보고서

□ 실습지 책임자: ______________ ㊞

<table>
<tr><td colspan="6">내원일시: 년 월 일 시 분</td></tr>
<tr><td>환자정보</td><td>이름</td><td>성별</td><td>나이</td><td colspan="2">전화번호</td></tr>
<tr><td colspan="3">주소</td><td>몸무게(BW)</td><td colspan="2">직업</td></tr>
<tr><td colspan="3">내원사유 □ 질병 □ 질병외 □ 미상</td><td colspan="3">KTAS Level □ I □ II □ III □ IV □ V</td></tr>
<tr><td colspan="6">내원수단 □ 도보 □ 승용차 □ 택시 □ 119 □ 129 □ 112 □ 타병원구급차 □ 휠체어 □ 기타( )</td></tr>
<tr><td colspan="6">구 분 □ 교통사고( ) □ 낙상 □ 폭행 □ 자상 □ 화상 □ 중독( ) □ 기타( )</td></tr>
<tr><td colspan="6">병원전처치(Prehospital treatment)</td></tr>
<tr><td colspan="3">주증상(C/C)</td><td colspan="2">on set
(Last Normal Time: ,
First Abnormal Time:)</td><td>GCS
Eye Opening
Spontaneous 4
To Voice 3
To Pain 2
None 1</td></tr>
<tr><td colspan="5">현병력(P.I.)</td><td>Verbal response
Oriented 5
Confused 4
Inappropriate worlds 3
Incomprehensive words 2</td></tr>
<tr><td>의식수준(P.Ex)</td><td colspan="4">□ Alert □ Drowsy □ Stupor □ Semicoma □ Coma</td><td rowspan="3">Motor response
Obey command 6
Purposeful movements 5
Withdraw 4
Flexion 3
Extension 2
None 1</td></tr>
<tr><td>활력징후</td><td>혈압(BP)</td><td>맥박(PR)</td><td>호흡(RR)</td><td>체온(BT)</td></tr>
<tr><td>time(:)</td><td></td><td></td><td></td><td></td></tr>
<tr><td colspan="2">BST mg/dl</td><td colspan="3">SpO2 %</td><td>Total :</td></tr>
</table>

<table>
<tr><td rowspan="2">과거력</td><td>□ Hypertension □ DM □ Hepatitis( ) □ Pulmonary Tbc □ Asthma
□ 심장질환: □ 간질환: □ 폐질환:
□ 기타:</td></tr>
<tr><td>□ 입원력 Admission Hx.: □ 수술력 Operation Hx.:
□ 알레르기 Allergy:
□ 음주력 Alcohol(주*년): □ 흡연력 Smoking(갑*년):</td></tr>
<tr><td>계통별검진(ROS)*</td><td></td></tr>
<tr><td>신체검진(P.Ex.)</td><td>G/A (□ not □ acute □ chronic) ill-looking
HEENT: Pupil size (/ mm) PLR (/) □ Isocoric □ Anemic □ Icteric
Chest: Breathing Sound (□ Clear □ Coarse □ Wheezing □ Rale) on (Rt /Lt)
Heart: Heart Beat (□ Regular □ Irregular)
Heart sound (□ Clear □ Murmur)
Abd: Bowel Sound (□ Active □ Hyperactive □ Hypoactive □ None)
Tenderness (□ Direct □ Rebound) at (Q)
Ext.: □ pitting edema □ clubbing finger
Back: CVA Tenderness (/)</td></tr>
</table>

* ROS(Review of system): A/N/V/C/D, C/S/R, Dyspnea, Sore throat, Chest pain, Palpitation, Headache, Dizziness, Vertigo, Jaundice, Otalgia, Skin Rash, Fever, Chill, Weakness, Hematemesis, Melena, Hematochezia, Hemoptysis, Hematuria, Voiding Difficulty, Poor oral intake etc

신체검진 (P.Ex)		
추정진단 (Imp)	1. 2. 3. 4.	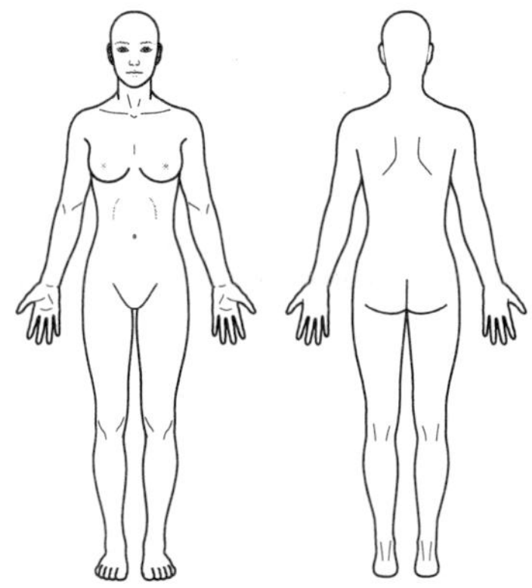

주요 검사결과 및 처치
(Intubation, CPR, Central line, CXR, B-CT, 혈액검사, 약물 etc)

추후 계획 (Plan)

최종 진단명 (Diagnosis)

타과 협진(consult)	시간	타과 협진(consult)	시간
1.		2.	

결과	☐ 정상퇴원 ☐ 전원 ☐ 사망 ☐ DOA ☐ 응급수술 ☐ 기타( ) ☐ 입원(과) [1. 일반병실 2. 중환자실( )]

응급질병 문헌고찰

<table>
<tr><td colspan="2">실습일자</td><td>20 년 월 일 요일</td></tr>
<tr><td rowspan="2">임상과 연결된 이론</td><td>주제
(keyword)</td><td></td></tr>
<tr><td colspan="2"></td></tr>
<tr><td colspan="2">학습목표</td><td></td></tr>
<tr><td colspan="2">느낀점</td><td></td></tr>
</table>

응급환자 보고서

☐ 실습지 책임자: ______________ ㊞

내원일시: 년 월 일 시 분				
환자정보	이름	성별	나이	전화번호
주소			몸무게(BW)	직업
내원사유 ☐ 질병 ☐ 질병외 ☐ 미상		KTAS Level ☐ I ☐ II ☐ III ☐ IV ☐ V		
내원수단 ☐ 도보 ☐ 승용차 ☐ 택시 ☐ 119 ☐ 129 ☐ 112 ☐ 타병원구급차 ☐ 휠체어 ☐ 기타( )				
구 분 ☐ 교통사고( ) ☐ 낙상 ☐ 폭행 ☐ 자상 ☐ 화상 ☐ 중독( ) ☐ 기타( )				
병원전처치(Prehospital treatment)				
주증상(C/C)		on set (Last Normal Time: , First Abnormal Time:)		GCS
현병력(P.I.)				Eye Opening: Spontaneous 4, To Voice 3, To Pain 2, None 1
				Verbal response: Oriented 5, Confused 4, Inappropriate worlds 3, Incomprehensive words 2
의식수준(P.Ex)	☐ Alert ☐ Drowsy ☐ Stupor ☐ Semicoma ☐ Coma			Motor response: Obey command 6, Purposeful movements 5, Withdraw 4, Flexion 3, Extension 2, None 1
활력징후	혈압(BP)	맥박(PR)	호흡(RR)	체온(BT)
time(:)				
BST mg/dl		SpO2 %		Total :

과거력	☐ Hypertension ☐ DM ☐ Hepatitis( ) ☐ Pulmonary Tbc ☐ Asthma ☐ 심장질환: ☐ 간질환: ☐ 폐질환: ☐ 기타:
	☐ 입원력 Admission Hx.: ☐ 수술력 Operation Hx.: ☐ 알레르기 Allergy: ☐ 음주력 Alcohol(주*년): ☐ 흡연력 Smoking(갑*년):
계통별검진(ROS)*	
신체검진(P.Ex.)	G/A (☐ not ☐ acute ☐ chronic) ill-looking HEENT: Pupil size (/ mm) PLR (/) ☐ Isocoric ☐ Anemic ☐ Icteric Chest: Breathing Sound (☐ Clear ☐ Coarse ☐ Wheezing ☐ Rale) on (Rt /Lt) Heart: Heart Beat (☐ Regular ☐ Irregular) Heart sound (☐ Clear ☐ Murmur) Abd: Bowel Sound (☐ Active ☐ Hyperactive ☐ Hypoactive ☐ None) Tenderness (☐ Direct ☐ Rebound) at (Q) Ext.: ☐ pitting edema ☐ clubbing finger Back: CVA Tenderness (/)

* ROS(Review of system): A/N/V/C/D, C/S/R, Dyspnea, Sore throat, Chest pain, Palpitation, Headache, Dizziness, Vertigo, Jaundice, Otalgia, Skin Rash, Fever, Chill, Weakness, Hematemesis, Melena, Hematochezia, Hemoptysis, Hematuria, Voiding Difficulty, Poor oral intake etc

신체검진 (P.Ex)		
추정진단 (Imp)	1. 2. 3. 4.	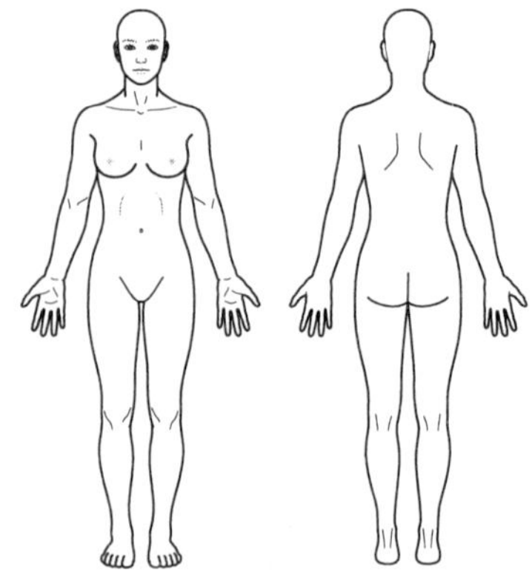

주요 검사결과 및 처치
(Intubation, CPR, Central line, CXR, B-CT, 혈액검사, 약물 etc)

추후 계획 (Plan)

최종 진단명 (Diagnosis)

타과 협진(consult)	시간	타과 협진(consult)	시간
1.		2.	

결과	☐ 정상퇴원 ☐ 전원 ☐ 사망 ☐ DOA ☐ 응급수술 ☐ 기타( ) ☐ 입원(과) [1. 일반병실 2. 중환자실( )]

응급질병 문헌고찰

<table>
<tr><td colspan="2">실습일자</td><td>20 년 월 일 요일</td></tr>
<tr><td rowspan="2">임상과
연결된
이론</td><td>주제
(keyword)</td><td></td></tr>
<tr><td colspan="2"></td></tr>
<tr><td colspan="2">학습목표</td><td></td></tr>
<tr><td colspan="2">느낀점</td><td></td></tr>
</table>

응급환자 보고서

☐ 실습지 책임자: ______________________ ㉣

내원일시: 년 월 일 시 분

환자정보	이름	성별	나이	전화번호
주소			몸무게(BW)	직업

내원사유 ☐ 질병 ☐ 질병외 ☐ 미상 KTAS Level ☐ I ☐ II ☐ III ☐ IV ☐ V

내원수단 ☐ 도보 ☐ 승용차 ☐ 택시 ☐ 119 ☐ 129 ☐ 112 ☐ 타병원구급차 ☐ 휠체어 ☐ 기타( )

구 분 ☐ 교통사고( ) ☐ 낙상 ☐ 폭행 ☐ 자상 ☐ 화상 ☐ 중독( ) ☐ 기타( )

병원전처치(Prehospital treatment)

주증상(C/C)

on set
(Last Normal Time: ,
First Abnormal Time:)

현병력(P.I.)

의식수준(P.Ex) ☐ Alert ☐ Drowsy ☐ Stupor ☐ Semicoma ☐ Coma

활력징후	혈압(BP)	맥박(PR)	호흡(RR)	체온(BT)
time(:)				

BST mg/dl SpO2 %

GCS

Eye Opening	
Spontaneous	4
To Voice	3
To Pain	2
None	1
Verbal response	
Oriented	5
Confused	4
Inappropriate worlds	3
Incomprehensive words	2
Motor response	
Obey command	6
Purposeful movements	5
Withdraw	4
Flexion	3
Extension	2
None	1

Total :

과거력
☐ Hypertension ☐ DM ☐ Hepatitis( ) ☐ Pulmonary Tbc ☐ Asthma
☐ 심장질환: ☐ 간질환: ☐ 폐질환:
☐ 기타:

☐ 입원력 Admission Hx.: ☐ 수술력 Operation Hx.:
☐ 알레르기 Allergy:
☐ 음주력 Alcohol(주*년): ☐ 흡연력 Smoking(갑*년):

계통별검진(ROS)*

신체검진(P.Ex.)
G/A (☐ not ☐ acute ☐ chronic) ill-looking
HEENT: Pupil size (/ mm) PLR (/) ☐ Isocoric ☐ Anemic ☐ Icteric
Chest: Breathing Sound (☐ Clear ☐ Coarse ☐ Wheezing ☐ Rale) on (Rt /Lt)
Heart: Heart Beat (☐ Regular ☐ Irregular)
Heart sound (☐ Clear ☐ Murmur)
Abd: Bowel Sound (☐ Active ☐ Hyperactive ☐ Hypoactive ☐ None)
Tenderness (☐ Direct ☐ Rebound) at (Q)
Ext.: ☐ pitting edema ☐ clubbing finger
Back: CVA Tenderness (/)

* ROS(Review of system): A/N/V/C/D, C/S/R, Dyspnea, Sore throat, Chest pain, Palpitation, Headache, Dizziness, Vertigo, Jaundice, Otalgia, Skin Rash, Fever, Chill, Weakness, Hematemesis, Melena, Hematochezia, Hemoptysis, Hematuria, Voiding Difficulty, Poor oral intake etc

신체검진 (P.Ex)		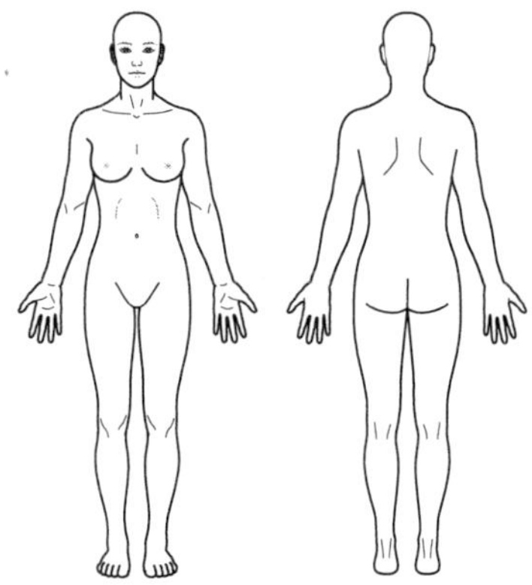
추정진단 (Imp)	1. 2. 3. 4.	

주요 검사결과 및 처치 (Intubation, CPR, Central line, CXR, B-CT, 혈액검사, 약물 etc)
추후 계획 (Plan)
최종 진단명 (Diagnosis)

타과 협진(consult)	시간	타과 협진(consult)	시간
1.		2.	

결과	☐ 정상퇴원 ☐ 전원 ☐ 사망 ☐ DOA ☐ 응급수술 ☐ 기타( ) ☐ 입원(과) [1. 일반병실 2. 중환자실( )]

응급질병 문헌고찰

<table>
<tr><td colspan="2">실습일자</td><td>20 년 월 일 요일</td></tr>
<tr><td rowspan="2">임상과
연결된
이론</td><td>주제
(keyword)</td><td></td></tr>
<tr><td colspan="2"></td></tr>
<tr><td colspan="2">학습목표</td><td></td></tr>
<tr><td colspan="2">느낀점</td><td></td></tr>
</table>

응급환자 보고서

☐ 실습지 책임자: ______________ ㊞

내원일시: 년 월 일 시 분				
환자정보	이름	성별	나이	전화번호
주소			몸무게(BW)	직업
내원사유 ☐ 질병 ☐ 질병외 ☐ 미상		KTAS Level ☐ I ☐ II ☐ III ☐ IV ☐ V		
내원수단 ☐ 도보 ☐ 승용차 ☐ 택시 ☐ 119 ☐ 129 ☐ 112 ☐ 타병원구급차 ☐ 휠체어 ☐ 기타( )				
구 분 ☐ 교통사고( ) ☐ 낙상 ☐ 폭행 ☐ 자상 ☐ 화상 ☐ 중독( ) ☐ 기타( )				
병원전처치(Prehospital treatment)				

주증상(C/C)	on set (Last Normal Time: , First Abnormal Time:)	GCS
		Eye Opening Spontaneous 4 To Voice 3 To Pain 2 None 1
현병력(P.I.)		Verbal response Oriented 5 Confused 4 Inappropriate worlds 3 Incomprehensive words 2

의식수준(P.Ex)	☐ Alert ☐ Drowsy ☐ Stupor ☐ Semicoma ☐ Coma				Motor response Obey command 6 Purposeful movements 5 Withdraw 4 Flexion 3 Extension 2 None 1
활력징후	혈압(BP)	맥박(PR)	호흡(RR)	체온(BT)	
time(:)					
BST mg/dl		SpO2 %			Total :

과거력	☐ Hypertension ☐ DM ☐ Hepatitis( ) ☐ Pulmonary Tbc ☐ Asthma ☐ 심장질환: ☐ 간질환: ☐ 폐질환: ☐ 기타:
	☐ 입원력 Admission Hx.: ☐ 수술력 Operation Hx.: ☐ 알레르기 Allergy: ☐ 음주력 Alcohol(주*년): ☐ 흡연력 Smoking(갑*년):
계통별검진(ROS)*	
신체검진(P.Ex.)	G/A (☐ not ☐ acute ☐ chronic) ill-looking HEENT: Pupil size (/ mm) PLR (/) ☐ Isocoric ☐ Anemic ☐ Icteric Chest: Breathing Sound (☐ Clear ☐ Coarse ☐ Wheezing ☐ Rale) on (Rt /Lt) Heart: Heart Beat (☐ Regular ☐ Irregular) Heart sound (☐ Clear ☐ Murmur) Abd: Bowel Sound (☐ Active ☐ Hyperactive ☐ Hypoactive ☐ None) Tenderness (☐ Direct ☐ Rebound) at (Q) Ext.: ☐ pitting edema ☐ clubbing finger Back: CVA Tenderness (/)

* ROS(Review of system): A/N/V/C/D, C/S/R, Dyspnea, Sore throat, Chest pain, Palpitation, Headache, Dizziness, Vertigo, Jaundice, Otalgia, Skin Rash, Fever, Chill, Weakness, Hematemesis, Melena, Hematochezia, Hemoptysis, Hematuria, Voiding Difficulty, Poor oral intake etc

신체검진 (P.Ex)	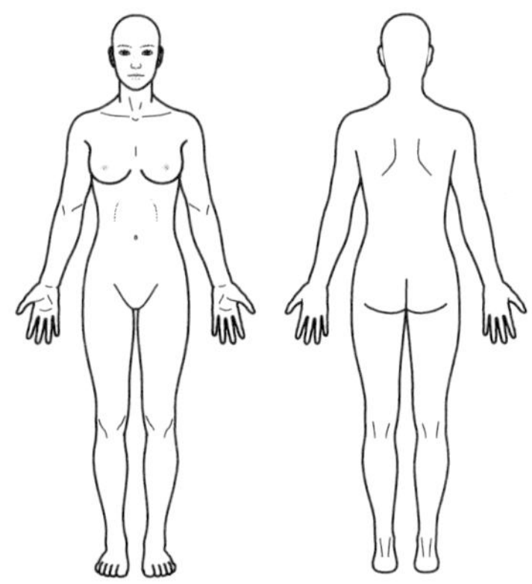
추정진단 (Imp)	1. 2. 3. 4.

주요 검사결과 및 처치
(Intubation, CPR, Central line, CXR, B-CT, 혈액검사, 약물 etc)

추후 계획 (Plan)

최종 진단명 (Diagnosis)

타과 협진(consult)	시간	타과 협진(consult)	시간
1.		2.	

결과	☐ 정상퇴원 ☐ 전원 ☐ 사망 ☐ DOA ☐ 응급수술 ☐ 기타( ) ☐ 입원(과) [1. 일반병실 2. 중환자실( )]

응급질병 문헌고찰

<table>
<tr><td colspan="2">실습일자</td><td>20 년 월 일 요일</td></tr>
<tr><td rowspan="2">임상과
연결된
이론</td><td>주제
(keyword)</td><td></td></tr>
<tr><td colspan="2"></td></tr>
<tr><td colspan="2">학습목표</td><td></td></tr>
<tr><td colspan="2">느낀점</td><td></td></tr>
</table>

응급환자 보고서

☐ 실습지 책임자: ________________ ㉿

내원일시: 년 월 일 시 분				
환자정보	이름	성별	나이	전화번호
주소			몸무게(BW)	직업

내원사유 ☐ 질병 ☐ 질병외 ☐ 미상	KTAS Level ☐ I ☐ II ☐ III ☐ IV ☐ V
내원수단 ☐ 도보 ☐ 승용차 ☐ 택시 ☐ 119 ☐ 129 ☐ 112 ☐ 타병원구급차 ☐ 휠체어 ☐ 기타( )	
구 분 ☐ 교통사고( ) ☐ 낙상 ☐ 폭행 ☐ 자상 ☐ 화상 ☐ 중독( ) ☐ 기타( )	
병원전처치(Prehospital treatment)	

주증상(C/C)	on set (Last Normal Time: , First Abnormal Time:)	GCS
현병력(P.I.)		Eye Opening Spontaneous 4 To Voice 3 To Pain 2 None 1
		Verbal response Oriented 5 Confused 4 Inappropriate worlds 3 Incomprehensive words 2

의식수준(P.Ex)	☐ Alert ☐ Drowsy ☐ Stupor ☐ Semicoma ☐ Coma				Motor response Obey command 6 Purposeful movements 5 Withdraw 4 Flexion 3 Extension 2 None 1
활력징후	혈압(BP)	맥박(PR)	호흡(RR)	체온(BT)	
time(:)					
BST mg/dl	SpO2 %				Total :

과거력	☐ Hypertension ☐ DM ☐ Hepatitis( ) ☐ Pulmonary Tbc ☐ Asthma ☐ 심장질환: ☐ 간질환: ☐ 폐질환: ☐ 기타:
	☐ 입원력 Admission Hx.: ☐ 수술력 Operation Hx.: ☐ 알레르기 Allergy: ☐ 음주력 Alcohol(주*년): ☐ 흡연력 Smoking(갑*년):
계통별검진(ROS)*	
신체검진(P.Ex.)	G/A (☐ not ☐ acute ☐ chronic) ill-looking HEENT: Pupil size (/ mm) PLR (/) ☐ Isocoric ☐ Anemic ☐ Icteric Chest: Breathing Sound (☐ Clear ☐ Coarse ☐ Wheezing ☐ Rale) on (Rt /Lt) Heart: Heart Beat (☐ Regular ☐ Irregular) Heart sound (☐ Clear ☐ Murmur) Abd: Bowel Sound (☐ Active ☐ Hyperactive ☐ Hypoactive ☐ None) Tenderness (☐ Direct ☐ Rebound) at (Q) Ext.: ☐ pitting edema ☐ clubbing finger Back: CVA Tenderness (/)

* ROS(Review of system): A/N/V/C/D, C/S/R, Dyspnea, Sore throat, Chest pain, Palpitation, Headache, Dizziness, Vertigo, Jaundice, Otalgia, Skin Rash, Fever, Chill, Weakness, Hematemesis, Melena, Hematochezia, Hemoptysis, Hematuria, Voiding Difficulty, Poor oral intake etc

신체검진 (P.Ex)		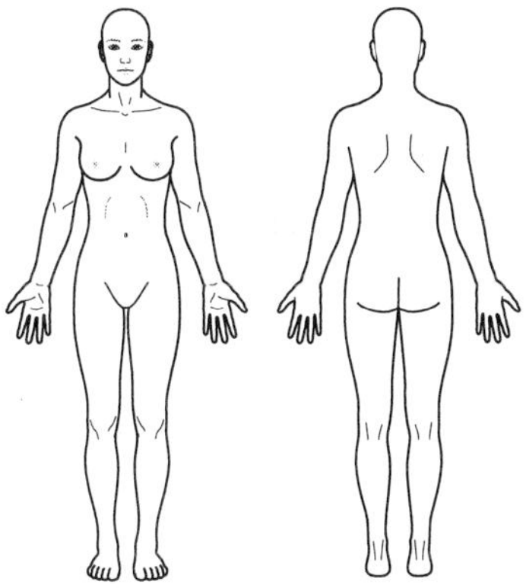
추정진단 (Imp)	1. 2. 3. 4.	

주요 검사결과 및 처치
(Intubation, CPR, Central line, CXR, B-CT, 혈액검사, 약물 etc)

추후 계획 (Plan)

최종 진단명 (Diagnosis)

타과 협진(consult)	시간	타과 협진(consult)	시간
1.		2.	

결과	☐ 정상퇴원 ☐ 전원 ☐ 사망 ☐ DOA ☐ 응급수술 ☐ 기타( ) ☐ 입원(과) [1. 일반병실 2. 중환자실( )]

응급질병 문헌고찰

<table>
<tr><td colspan="2">실습일자</td><td>20 년 월 일 요일</td></tr>
<tr><td rowspan="2">임상과
연결된
이론</td><td>주제
(keyword)</td><td></td></tr>
<tr><td colspan="2"></td></tr>
<tr><td colspan="2">학습목표</td><td></td></tr>
<tr><td colspan="2">느낀점</td><td></td></tr>
</table>

응급환자 보고서

☐ 실습지 책임자: ______________ ㉑

내원일시: 년 월 일 시 분				
환자정보	이름	성별	나이	전화번호
주소			몸무게(BW)	직업
내원사유 ☐ 질병 ☐ 질병외 ☐ 미상		KTAS Level ☐ I ☐ II ☐ III ☐ IV ☐ V		
내원수단 ☐ 도보 ☐ 승용차 ☐ 택시 ☐ 119 ☐ 129 ☐ 112 ☐ 타병원구급차 ☐ 휠체어 ☐ 기타( )				
구 분 ☐ 교통사고( ) ☐ 낙상 ☐ 폭행 ☐ 자상 ☐ 화상 ☐ 중독( ) ☐ 기타( )				
병원전처치(Prehospital treatment)				
주증상(C/C)		on set (Last Normal Time: , First Abnormal Time:)		GCS
현병력(P.I.)				Eye Opening Spontaneous 4 To Voice 3 To Pain 2 None 1
				Verbal response Oriented 5 Confused 4 Inappropriate worlds 3 Incomprehensive words 2
의식수준(P.Ex)	☐ Alert ☐ Drowsy ☐ Stupor ☐ Semicoma ☐ Coma			Motor response Obey command 6 Purposeful movements 5 Withdraw 4 Flexion 3 Extension 2 None 1
활력징후	혈압(BP)	맥박(PR)	호흡(RR)	체온(BT)
time(:)				
BST mg/dl	SpO2 %			Total :

과거력	☐ Hypertension ☐ DM ☐ Hepatitis( ) ☐ Pulmonary Tbc ☐ Asthma ☐ 심장질환: ☐ 간질환: ☐ 폐질환: ☐ 기타:
	☐ 입원력 Admission Hx.: ☐ 수술력 Operation Hx.: ☐ 알레르기 Allergy: ☐ 음주력 Alcohol(주*년): ☐ 흡연력 Smoking(갑*년):
계통별검진(ROS)*	
신체검진(P.Ex.)	G/A (☐ not ☐ acute ☐ chronic) ill-looking HEENT: Pupil size (/ mm) PLR (/) ☐ Isocoric ☐ Anemic ☐ Icteric Chest: Breathing Sound (☐ Clear ☐ Coarse ☐ Wheezing ☐ Rale) on (Rt /Lt) Heart: Heart Beat (☐ Regular ☐ Irregular) Heart sound (☐ Clear ☐ Murmur) Abd: Bowel Sound (☐ Active ☐ Hyperactive ☐ Hypoactive ☐ None) Tenderness (☐ Direct ☐ Rebound) at (Q) Ext.: ☐ pitting edema ☐ clubbing finger Back: CVA Tenderness (/)

* ROS(Review of system): A/N/V/C/D, C/S/R, Dyspnea, Sore throat, Chest pain, Palpitation, Headache, Dizziness, Vertigo, Jaundice, Otalgia, Skin Rash, Fever, Chill, Weakness, Hematemesis, Melena, Hematochezia, Hemoptysis, Hematuria, Voiding Difficulty, Poor oral intake etc

신체검진 (P.Ex)		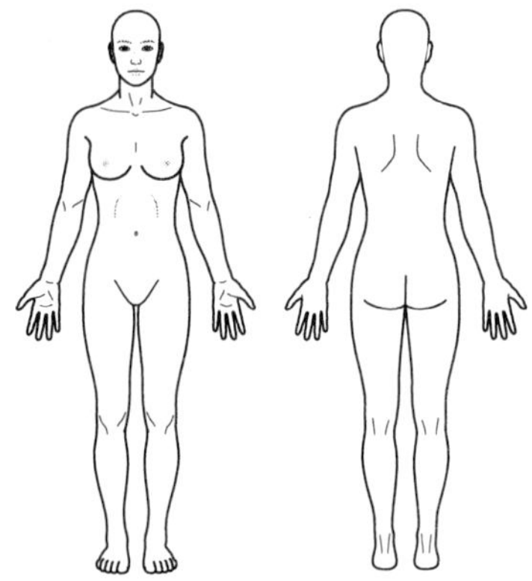
추정진단 (Imp)	1. 2. 3. 4.	

주요 검사결과 및 처치
(Intubation, CPR, Central line, CXR, B-CT, 혈액검사, 약물 etc)

추후 계획 (Plan)

최종 진단명 (Diagnosis)

타과 협진(consult)	시간	타과 협진(consult)	시간
1.		2.	

결과	☐ 정상퇴원 ☐ 전원 ☐ 사망 ☐ DOA ☐ 응급수술 ☐ 기타( ) ☐ 입원(과) [1. 일반병실 2. 중환자실( )]

응급질병 문헌고찰

실습일자		20 년 월 일 요일
임상과 연결된 이론	주제 (keyword)	
학습목표		
느낀점		

응급환자 보고서

☐ 실습지 책임자: ______________ ㊞

내원일시:	년 월 일 시 분			
환자정보	이름	성별	나이	전화번호
주소			몸무게(BW)	직업
내원사유	☐ 질병 ☐ 질병외 ☐ 미상	KTAS Level ☐ I ☐ II ☐ III ☐ IV ☐ V		
내원수단	☐ 도보 ☐ 승용차 ☐ 택시 ☐ 119 ☐ 129 ☐ 112 ☐ 타병원구급차 ☐ 휠체어 ☐ 기타( )			
구 분	☐ 교통사고( ) ☐ 낙상 ☐ 폭행 ☐ 자상 ☐ 화상 ☐ 중독( ) ☐ 기타( )			
병원전처치(Prehospital treatment)				

주증상(C/C)	on set (Last Normal Time: , First Abnormal Time:)	GCS
현병력(P.I.)		Eye Opening Spontaneous 4 To Voice 3 To Pain 2 None 1 Verbal response Oriented 5 Confused 4 Inappropriate worlds 3 Incomprehensive words 2

의식수준(P.Ex)	☐ Alert ☐ Drowsy ☐ Stupor ☐ Semicoma ☐ Coma				Motor response Obey command 6 Purposeful movements 5 Withdraw 4 Flexion 3 Extension 2 None 1
활력징후	혈압(BP)	맥박(PR)	호흡(RR)	체온(BT)	
time(:)					
BST mg/dl	SpO2 %				Total :

과거력	☐ Hypertension ☐ DM ☐ Hepatitis( ) ☐ Pulmonary Tbc ☐ Asthma ☐ 심장질환: ☐ 간질환: ☐ 폐질환: ☐ 기타:
	☐ 입원력 Admission Hx.: ☐ 수술력 Operation Hx.: ☐ 알레르기 Allergy: ☐ 음주력 Alcohol(주*년): ☐ 흡연력 Smoking(갑*년):
계통별검진(ROS)*	
신체검진(P.Ex.)	G/A (☐ not ☐ acute ☐ chronic) ill-looking HEENT: Pupil size (/ mm) PLR (/) ☐ Isocoric ☐ Anemic ☐ Icteric Chest: Breathing Sound (☐ Clear ☐ Coarse ☐ Wheezing ☐ Rale) on (Rt /Lt) Heart: Heart Beat (☐ Regular ☐ Irregular) Heart sound (☐ Clear ☐ Murmur) Abd: Bowel Sound (☐ Active ☐ Hyperactive ☐ Hypoactive ☐ None) Tenderness (☐ Direct ☐ Rebound) at (Q) Ext.: ☐ pitting edema ☐ clubbing finger Back: CVA Tenderness (/)

* ROS(Review of system): A/N/V/C/D, C/S/R, Dyspnea, Sore throat, Chest pain, Palpitation, Headache, Dizziness, Vertigo, Jaundice, Otalgia, Skin Rash, Fever, Chill, Weakness, Hematemesis, Melena, Hematochezia, Hemoptysis, Hematuria, Voiding Difficulty, Poor oral intake etc

<table>
<tr><td>신체검진
(P.Ex)</td><td></td><td rowspan="2">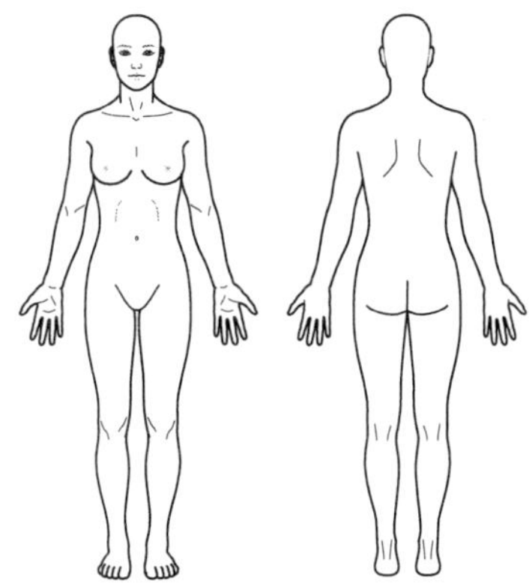</td></tr>
<tr><td>추정진단
(Imp)</td><td>1.
2.
3.
4.</td></tr>
<tr><td colspan="3">주요 검사결과 및 처치
(Intubation, CPR, Central line, CXR, B-CT, 혈액검사, 약물 etc)</td></tr>
<tr><td colspan="3">추후 계획 (Plan)</td></tr>
<tr><td colspan="3">최종 진단명 (Diagnosis)</td></tr>
</table>

타과 협진(consult)	시간	타과 협진(consult)	시간
1.		2.	

<table>
<tr><td>결과</td><td>☐ 정상퇴원 ☐ 전원 ☐ 사망 ☐ DOA ☐ 응급수술 ☐ 기타( )
☐ 입원(과) [1. 일반병실 2. 중환자실( )]</td></tr>
</table>

응급질병 문헌고찰

<table>
<tr><td colspan="2">실습일자</td><td>20 년 월 일 요일</td></tr>
<tr><td rowspan="2">임상과 연결된 이론</td><td>주제
(keyword)</td><td></td></tr>
<tr><td colspan="2"></td></tr>
<tr><td colspan="2">학습목표</td><td></td></tr>
<tr><td colspan="2">느낀점</td><td></td></tr>
</table>

응급환자 보고서

☐ 실습지 책임자: ______________ ㊞

내원일시: 년 월 일 시 분				
환자정보	이름	성별	나이	전화번호
주소			몸무게(BW)	직업
내원사유 ☐ 질병 ☐ 질병외 ☐ 미상		KTAS Level ☐ I ☐ II ☐ III ☐ IV ☐ V		
내원수단 ☐ 도보 ☐ 승용차 ☐ 택시 ☐ 119 ☐ 129 ☐ 112 ☐ 타병원구급차 ☐ 휠체어 ☐ 기타( )				
구 분 ☐ 교통사고( ) ☐ 낙상 ☐ 폭행 ☐ 자상 ☐ 화상 ☐ 중독( ) ☐ 기타( )				
병원전처치(Prehospital treatment)				

주증상(C/C)	on set (Last Normal Time: , First Abnormal Time:)	GCS
현병력(P.I.)		Eye Opening Spontaneous 4 To Voice 3 To Pain 2 None 1 Verbal response Oriented 5 Confused 4 Inappropriate worlds 3 Incomprehensive words 2

의식수준(P.Ex)	☐ Alert ☐ Drowsy ☐ Stupor ☐ Semicoma ☐ Coma				Motor response Obey command 6 Purposeful movements 5 Withdraw 4 Flexion 3 Extension 2 None 1
활력징후	혈압(BP)	맥박(PR)	호흡(RR)	체온(DT)	
time(:)					
BST mg/dl		SpO2 %			Total :

과거력	☐ Hypertension ☐ DM ☐ Hepatitis( ) ☐ Pulmonary Tbc ☐ Asthma ☐ 심장질환: ☐ 간질환: ☐ 폐질환: ☐ 기타:
	☐ 입원력 Admission Hx.: ☐ 수술력 Operation Hx.: ☐ 알레르기 Allergy: ☐ 음주력 Alcohol(주*년): ☐ 흡연력 Smoking(갑*년):
계통별검진(ROS)*	
신체검진(P.Ex.)	G/A (☐ not ☐ acute ☐ chronic) ill-looking HEENT: Pupil size (/ mm) PLR (/) ☐ Isocoric ☐ Anemic ☐ Icteric Chest: Breathing Sound (☐ Clear ☐ Coarse ☐ Wheezing ☐ Rale) on (Rt /Lt) Heart: Heart Beat (☐ Regular ☐ Irregular) Heart sound (☐ Clear ☐ Murmur) Abd: Bowel Sound (☐ Active ☐ Hyperactive ☐ Hypoactive ☐ None) Tenderness (☐ Direct ☐ Rebound) at (Q) Ext.: ☐ pitting edema ☐ clubbing finger Back: CVA Tenderness (/)

* ROS(Review of system): A/N/V/C/D, C/S/R, Dyspnea, Sore throat, Chest pain, Palpitation, Headache, Dizziness, Vertigo, Jaundice, Otalgia, Skin Rash, Fever, Chill, Weakness, Hematemesis, Melena, Hematochezia, Hemoptysis, Hematuria, Voiding Difficulty, Poor oral intake etc

신체검진 (P.Ex)	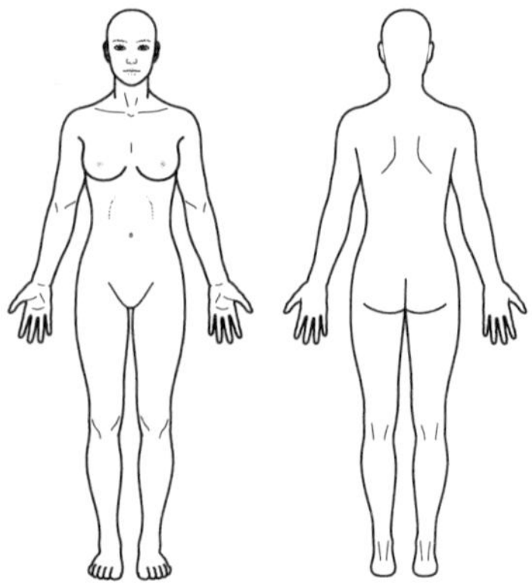
추정진단 (Imp)	1. 2. 3. 4.

주요 검사결과 및 처치
(Intubation, CPR, Central line, CXR, B-CT, 혈액검사, 약물 etc)

추후 계획 (Plan)

최종 진단명 (Diagnosis)

타과 협진(consult)	시간	타과 협진(consult)	시간
1.		2.	

결과	☐ 정상퇴원 ☐ 전원 ☐ 사망 ☐ DOA ☐ 응급수술 ☐ 기타( ) ☐ 입원(과) [1. 일반병실 2. 중환자실( )]

응급질병 문헌고찰

<table>
<tr><td colspan="2">실습일자</td><td>20 년 월 일 요일</td></tr>
<tr><td rowspan="2">임상과 연결된 이론</td><td>주제
(keyword)</td><td></td></tr>
<tr><td colspan="2"></td></tr>
<tr><td colspan="2">학습목표</td><td></td></tr>
<tr><td colspan="2">느낀점</td><td></td></tr>
</table>

응급환자 보고서

☐ 실습지 책임자: ______________ ㊞

내원일시: 년 월 일 시 분					
환자정보	이름	성별	나이	전화번호	
주소			몸무게(BW)	직업	
내원사유 ☐ 질병 ☐ 질병외 ☐ 미상		KTAS Level ☐ I ☐ II ☐ III ☐ IV ☐ V			
내원수단 ☐ 도보 ☐ 승용차 ☐ 택시 ☐ 119 ☐ 129 ☐ 112 ☐ 타병원구급차 ☐ 휠체어 ☐ 기타( )					
구 분 ☐ 교통사고( ) ☐ 낙상 ☐ 폭행 ☐ 자상 ☐ 화상 ☐ 중독( ) ☐ 기타( )					
병원전처치(Prehospital treatment)					
주증상(C/C)		on set (Last Normal Time: , First Abnormal Time:)		GCS	
현병력(P.I.)				Eye Opening Spontaneous 4 To Voice 3 To Pain 2 None 1	
				Verbal response Oriented 5 Confused 4 Inappropriate worlds 3 Incomprehensive words 2	
의식수준(P.Ex)	☐ Alert ☐ Drowsy ☐ Stupor ☐ Semicoma ☐ Coma			Motor response Obey command 6 Purposeful movements 5 Withdraw 4 Flexion 3 Extension 2 None 1	
활력징후	혈압(BP)	맥박(PR)	호흡(RR)	체온(BT)	
time(:)					
BST mg/dl		SpO2 %		Total :	

과거력	☐ Hypertension ☐ DM ☐ Hepatitis( ) ☐ Pulmonary Tbc ☐ Asthma ☐ 심장질환: ☐ 간질환: ☐ 폐질환: ☐ 기타:
	☐ 입원력 Admission Hx.: ☐ 수술력 Operation Hx.: ☐ 알레르기 Allergy: ☐ 음주력 Alcohol(주*년): ☐ 흡연력 Smoking(갑*년):
계통별검진(ROS)*	
신체검진(P.Ex.)	G/A (☐ not ☐ acute ☐ chronic) ill-looking HEENT: Pupil size (/ mm) PLR (/) ☐ Isocoric ☐ Anemic ☐ Icteric Chest: Breathing Sound (☐ Clear ☐ Coarse ☐ Wheezing ☐ Rale) on (Rt /Lt) Heart: Heart Beat (☐ Regular ☐ Irregular) Heart sound (☐ Clear ☐ Murmur) Abd: Bowel Sound (☐ Active ☐ Hyperactive ☐ Hypoactive ☐ None) Tenderness (☐ Direct ☐ Rebound) at (Q) Ext.: ☐ pitting edema ☐ clubbing finger Back: CVA Tenderness (/)

* ROS(Review of system): A/N/V/C/D, C/S/R, Dyspnea, Sore throat, Chest pain, Palpitation, Headache, Dizziness, Vertigo, Jaundice, Otalgia, Skin Rash, Fever, Chill, Weakness, Hematemesis, Melena, Hematochezia, Hemoptysis, Hematuria, Voiding Difficulty, Poor oral intake etc

신체검진 (P.Ex)		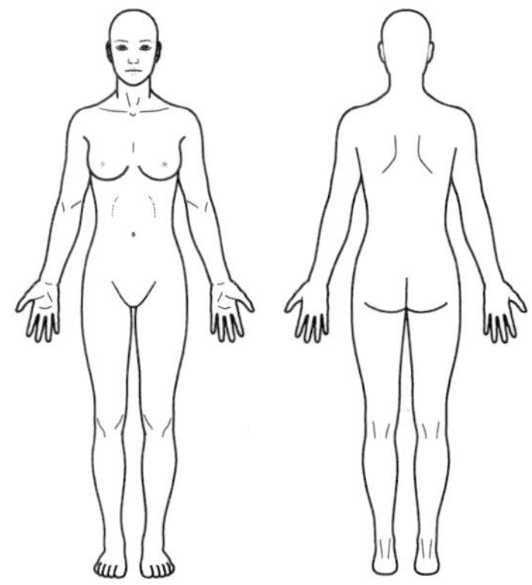
추정진단 (Imp)	1. 2. 3. 4.	

주요 검사결과 및 처치
(Intubation, CPR, Central line, CXR, B-CT, 혈액검사, 약물 etc)

추후 계획 (Plan)

최종 진단명 (Diagnosis)

타과 협진(consult)	시간	타과 협진(consult)	시간
1.		2.	

결과	☐ 정상퇴원 ☐ 전원 ☐ 사망 ☐ DOA ☐ 응급수술 ☐ 기타( ) ☐ 입원(과) [1. 일반병실 2. 중환자실( )]

응급질병 문헌고찰

<table>
<tr><td colspan="2">실습일자</td><td>20 년 월 일 요일</td></tr>
<tr><td rowspan="2">임상과
연결된
이론</td><td>주제
(keyword)</td><td></td></tr>
<tr><td colspan="2"></td></tr>
<tr><td colspan="2">학습목표</td><td></td></tr>
<tr><td colspan="2">느낀점</td><td></td></tr>
</table>

응급환자 보고서

☐ 실습지 책임자: ______________________ ㊞

<table>
<tr><td colspan="6">내원일시: 년 월 일 시 분</td></tr>
<tr><td>환자정보</td><td>이름</td><td>성별</td><td>나이</td><td colspan="2">전화번호</td></tr>
<tr><td colspan="3">주소</td><td>몸무게(BW)</td><td colspan="2">직업</td></tr>
<tr><td colspan="3">내원사유 ☐ 질병 ☐ 질병외 ☐ 미상</td><td colspan="3">KTAS Level ☐ I ☐ II ☐ III ☐ IV ☐ V</td></tr>
<tr><td colspan="6">내원수단 ☐ 도보 ☐ 승용차 ☐ 택시 ☐ 119 ☐ 129 ☐ 112 ☐ 타병원구급차 ☐ 휠체어 ☐ 기타( )</td></tr>
<tr><td colspan="6">구 분 ☐ 교통사고( ) ☐ 낙상 ☐ 폭행 ☐ 자상 ☐ 화상 ☐ 중독( ) ☐ 기타( )</td></tr>
<tr><td colspan="6">병원전처치(Prehospital treatment)</td></tr>
<tr><td colspan="3">주증상(C/C)</td><td colspan="2">on set
(Last Normal Time: ,
First Abnormal Time:)</td><td rowspan="6">GCS
Eye Opening
Spontaneous 4
To Voice 3
To Pain 2
None 1
Verbal response
Oriented 5
Confused 4
Inappropriate worlds 3
Incomprehensive words 2
Motor response
Obey command 6
Purposetul movements 5
Withdraw 4
Flexion 3
Extension 2
None 1</td></tr>
<tr><td colspan="5">현병력(P.I.)</td></tr>
<tr><td colspan="5"></td></tr>
<tr><td>의식수준(P.Ex)</td><td colspan="4">☐ Alert ☐ Drowsy ☐ Stupor ☐ Semicoma ☐ Coma</td></tr>
<tr><td>활력징후</td><td>혈압(BP)</td><td>맥박(PR)</td><td>호흡(RR)</td><td>체온(BT)</td></tr>
<tr><td>time(:)</td><td></td><td></td><td></td><td></td></tr>
<tr><td colspan="2">BST mg/dl</td><td colspan="3">SpO2 %</td><td>Total :</td></tr>
</table>

<table>
<tr><td rowspan="2">과거력</td><td>☐ Hypertension ☐ DM ☐ Hepatitis( ) ☐ Pulmonary Tbc ☐ Asthma
☐ 심장질환: ☐ 간질환: ☐ 폐질환:
☐ 기타:</td></tr>
<tr><td>☐ 입원력 Admission Hx.: ☐ 수술력 Operation Hx.:
☐ 알레르기 Allergy:
☐ 음주력 Alcohol(주*년): ☐ 흡연력 Smoking(갑*년):</td></tr>
<tr><td>계통별검진(ROS)*</td><td></td></tr>
<tr><td>신체검진(P.Ex.)</td><td>G/A (☐ not ☐ acute ☐ chronic) ill-looking
HEENT: Pupil size (/ mm) PLR (/) ☐ Isocoric ☐ Anemic ☐ Icteric
Chest: Breathing Sound (☐ Clear ☐ Coarse ☐ Wheezing ☐ Rale) on (Rt /Lt)
Heart: Heart Beat (☐ Regular ☐ Irregular)
Heart sound (☐ Clear ☐ Murmur)
Abd: Bowel Sound (☐ Active ☐ Hyperactive ☐ Hypoactive ☐ None)
Tenderness (☐ Direct ☐ Rebound) at (Q)
Ext.: ☐ pitting edema ☐ clubbing finger
Back: CVA Tenderness (/)</td></tr>
</table>

* ROS(Review of system): A/N/V/C/D, C/S/R, Dyspnea, Sore throat, Chest pain, Palpitation, Headache, Dizziness, Vertigo, Jaundice, Otalgia, Skin Rash, Fever, Chill, Weakness, Hematemesis, Melena, Hematochezia, Hemoptysis, Hematuria, Voiding Difficulty, Poor oral intake etc

신체검진 (P.Ex)		
추정진단 (Imp)	1. 2. 3. 4.	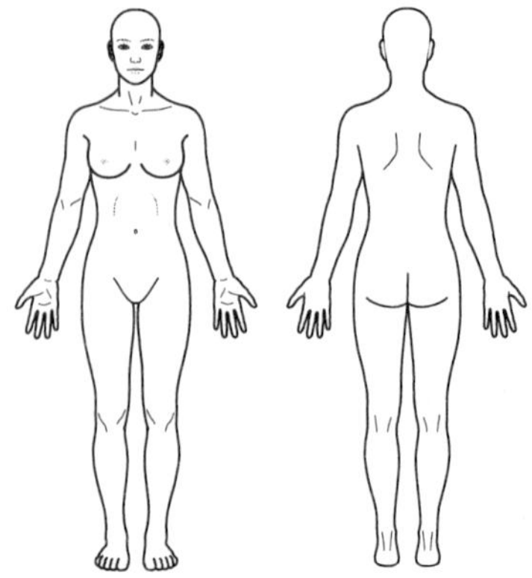

주요 검사결과 및 처치
(Intubation, CPR, Central line, CXR, B-CT, 혈액검사, 약물 etc)

추후 계획 (Plan)

최종 진단명 (Diagnosis)

타과 협진(consult)	시간	타과 협진(consult)	시간
1.		2.	

결과	☐ 정상퇴원 ☐ 전원 ☐ 사망 ☐ DOA ☐ 응급수술 ☐ 기타( ) ☐ 입원(과) [1. 일반병실 2. 중환자실( )]

응급질병 문헌고찰

<table>
<tr><td colspan="2">실습일자</td><td>20　　년　　월　　일　　요일</td></tr>
<tr><td rowspan="2">임상과 연결된 이론</td><td>주제 (keyword)</td><td></td></tr>
<tr><td colspan="2"></td></tr>
<tr><td colspan="2">학습목표</td><td></td></tr>
<tr><td colspan="2">느낀점</td><td></td></tr>
</table>

응급환자 보고서

☐ 실습지 책임자: ______________ ㉧

내원일시:	년	월	일	시	분
환자정보	이름	성별	나이	전화번호	
주소			몸무게(BW)	직업	

내원사유	☐ 질병 ☐ 질병외 ☐ 미상
KTAS Level	☐ I ☐ II ☐ III ☐ IV ☐ V
내원수단	☐ 도보 ☐ 승용차 ☐ 택시 ☐ 119 ☐ 129 ☐ 112 ☐ 타병원구급차 ☐ 휠체어 ☐ 기타(　　)
구　분	☐ 교통사고(　　) ☐ 낙상 ☐ 폭행 ☐ 자상 ☐ 화상 ☐ 중독(　　) ☐ 기타(　　)
병원전처치(Prehospital treatment)	

주증상(C/C)	on set (Last Normal Time: , First Abnormal Time:)
현병력(P.I.)	

의식수준(P.Ex)	☐ Alert	☐ Drowsy	☐ Stupor	☐ Semicoma	☐ Coma
활력징후	혈압(BP)	맥박(PR)	호흡(RR)	체온(BT)	
time(　:　)					
BST	mg/dl	SpO2	%		

GCS	
Eye Opening	
Spontaneous	4
To Voice	3
To Pain	2
None	1
Verbal response	
Oriented	5
Confused	4
Inappropriate worlds	3
Incomprehensive words	2
Motor response	
Obey command	6
Purposeful movements	5
Withdraw	4
Flexion	3
Extension	2
None	1
Total :	

과거력	☐ Hypertension ☐ DM ☐ Hepatitis(　) ☐ Pulmonary Tbc ☐ Asthma ☐ 심장질환: ☐ 간질환: ☐ 폐질환: ☐ 기타:
	☐ 입원력 Admission Hx.: ☐ 수술력 Operation Hx.: ☐ 알레르기 Allergy: ☐ 음주력 Alcohol(주*년): ☐ 흡연력 Smoking(갑*년):
계통별검진(ROS)*	
신체검진(P.Ex.)	G/A (☐ not ☐ acute ☐ chronic) ill-looking HEENT: Pupil size (　/　mm) PLR (　/　) ☐ Isocoric ☐ Anemic ☐ Icteric Chest: Breathing Sound (☐ Clear ☐ Coarse ☐ Wheezing ☐ Rale) on (Rt /Lt) Heart: Heart Beat (☐ Regular ☐ Irregular) Heart sound (☐ Clear ☐ Murmur) Abd: Bowel Sound (☐ Active ☐ Hyperactive ☐ Hypoactive ☐ None) Tenderness (☐ Direct ☐ Rebound) at (　Q) Ext.: ☐ pitting edema ☐ clubbing finger Back: CVA Tenderness (　/　)

* ROS(Review of system): A/N/V/C/D, C/S/R, Dyspnea, Sore throat, Chest pain, Palpitation, Headache, Dizziness, Vertigo, Jaundice, Otalgia, Skin Rash, Fever, Chill, Weakness, Hematemesis, Melena, Hematochezia, Hemoptysis, Hematuria, Voiding Difficulty, Poor oral intake etc

신체검진 (P.Ex)		
추정진단 (Imp)	1. 2. 3. 4.	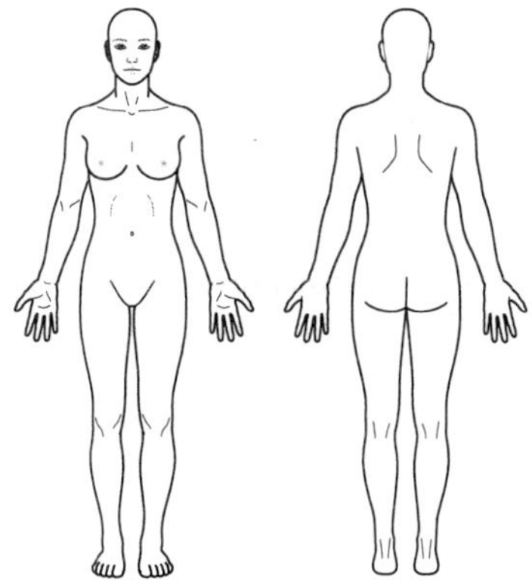

주요 검사결과 및 처치
(Intubation, CPR, Central line, CXR, B-CT, 혈액검사, 약물 etc)

추후 계획 (Plan)

최종 진단명 (Diagnosis)

타과 협진(consult)	시간	타과 협진(consult)	시간
1.		2.	

결과	☐ 정상퇴원 ☐ 전원 ☐ 사망 ☐ DOA ☐ 응급수술 ☐ 기타( ) ☐ 입원(과) [1. 일반병실 2. 중환자실( )]

응급질병 문헌고찰

<table>
<tr><td colspan="2">실습일자</td><td>20 년 월 일 요일</td></tr>
<tr><td rowspan="2">임상과 연결된 이론</td><td>주제
(keyword)</td><td></td></tr>
<tr><td colspan="2"></td></tr>
<tr><td colspan="2">학습목표</td><td></td></tr>
<tr><td colspan="2">느낀점</td><td></td></tr>
</table>

응급환자 보고서

☐ 실습지 책임자: ____________ ㉤

내원일시: 년 월 일 시 분				
환자정보	이름	성별	나이	전화번호
주소			몸무게(BW)	직업
내원사유 ☐질병 ☐질병외 ☐미상		KTAS Level ☐I ☐II ☐III ☐IV ☐V		
내원수단 ☐도보 ☐승용차 ☐택시 ☐119 ☐129 ☐112 ☐타병원구급차 ☐휠체어 ☐기타( )				
구 분 ☐교통사고( ) ☐낙상 ☐폭행 ☐자상 ☐화상 ☐중독( ) ☐기타( )				
병원전처치(Prehospital treatment)				

주증상(C/C)		on set (Last Normal Time: , First Abnormal Time:)		GCS
현병력(P.I.)				Eye Opening Spontaneous 4 To Voice 3 To Pain 2 None 1
				Verbal response Oriented 5 Confused 4 Inappropriate worlds 3 Incomprehensive words 2
의식수준(P.Ex)	☐Alert ☐Drowsy ☐Stupor ☐Semicoma ☐Coma			Motor response Obey command 6 Purposeful movements 5 Withdraw 4 Flexion 3 Extension 2 None 1
활력징후	혈압(BP)	맥박(PR)	호흡(RR)	체온(BT)
time(:)				
BST mg/dl	SpO2 %			Total :

과거력	☐Hypertension ☐DM ☐Hepatitis( ) ☐Pulmonary Tbc ☐Asthma ☐심장질환: ☐간질환: ☐폐질환: ☐기타:
	☐입원력 Admission Hx.: ☐수술력 Operation Hx.: ☐알레르기 Allergy: ☐음주력 Alcohol(주*년): ☐흡연력 Smoking(갑*년):
계통별검진(ROS)*	
신체검진(P.Ex.)	G/A (☐not ☐acute ☐chronic) ill-looking HEENT: Pupil size (/ mm) PLR (/) ☐Isocoric ☐Anemic ☐Icteric Chest: Breathing Sound (☐Clear ☐Coarse ☐Wheezing ☐Rale) on (Rt /Lt) Heart: Heart Beat (☐Regular ☐Irregular) Heart sound (☐Clear ☐Murmur) Abd: Bowel Sound (☐Active ☐Hyperactive ☐Hypoactive ☐None) Tenderness (☐Direct ☐Rebound) at (Q) Ext.: ☐pitting edema ☐clubbing finger Back: CVA Tenderness (/)

* ROS(Review of system): A/N/V/C/D, C/S/R, Dyspnea, Sore throat, Chest pain, Palpitation, Headache, Dizziness, Vertigo, Jaundice, Otalgia, Skin Rash, Fever, Chill, Weakness, Hematemesis, Melena, Hematochezia, Hemoptysis, Hematuria, Voiding Difficulty, Poor oral intake etc

<table>
<tr><td>신체검진
(P.Ex)</td><td></td><td rowspan="2">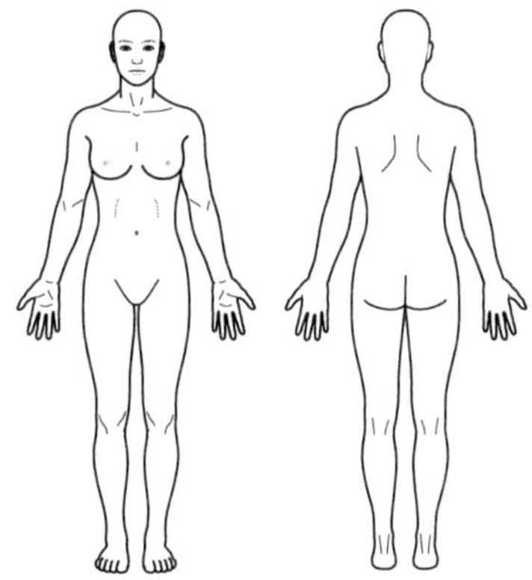</td></tr>
<tr><td>추정진단
(Imp)</td><td>1.
2.
3.
4.</td></tr>
<tr><td colspan="3">주요 검사결과 및 처치
(Intubation, CPR, Central line, CXR, B-CT, 혈액검사, 약물 etc)</td></tr>
<tr><td colspan="3">추후 계획 (Plan)</td></tr>
<tr><td colspan="3">최종 진단명 (Diagnosis)</td></tr>
</table>

<table>
<tr><td>타과 협진(consult)</td><td>시간</td><td>타과 협진(consult)</td><td>시간</td></tr>
<tr><td>1.</td><td></td><td>2.</td><td></td></tr>
<tr><td>결과</td><td colspan="3">☐ 정상퇴원 ☐ 전원 ☐ 사망 ☐ DOA ☐ 응급수술 ☐ 기타( )
☐ 입원(과) [1. 일반병실 2. 중환자실( )]</td></tr>
</table>

응급질병 문헌고찰

<table>
<tr><td colspan="2">실습일자</td><td>20 년 월 일 요일</td></tr>
<tr><td rowspan="2">임상과 연결된 이론</td><td>주제 (keyword)</td><td></td></tr>
<tr><td colspan="2"></td></tr>
<tr><td colspan="2">학습목표</td><td></td></tr>
<tr><td colspan="2">느낀점</td><td></td></tr>
</table>

응급환자 보고서

☐ 실습지 책임자: ________________ ㉤

내원일시: 년 월 일 시 분				
환자정보	이름	성별	나이	전화번호
주소			몸무게(BW)	직업

내원사유 ☐ 질병 ☐ 질병외 ☐ 미상 | KTAS Level ☐ I ☐ II ☐ III ☐ IV ☐ V

내원수단 ☐ 도보 ☐ 승용차 ☐ 택시 ☐ 119 ☐ 129 ☐ 112 ☐ 타병원구급차 ☐ 휠체어 ☐ 기타( )

구 분 ☐ 교통사고( ) ☐ 낙상 ☐ 폭행 ☐ 자상 ☐ 화상 ☐ 중독( ) ☐ 기타( )

병원전처치(Prehospital treatment)

주증상(C/C)	on set (Last Normal Time: , First Abnormal Time:)

현병력(P.I.)

의식수준(P.Ex)	☐ Alert	☐ Drowsy	☐ Stupor	☐ Semicoma	☐ Coma
활력징후	혈압(BP)	맥박(PR)	호흡(RR)	체온(BT)	
time(:)					

BST mg/dl | SpO2 %

GCS	
Eye Opening	
Spontaneous	4
To Voice	3
To Pain	2
None	1
Verbal response	
Oriented	5
Confused	4
Inappropriate worlds	3
Incomprehensive words	2
Motor response	
Obey command	6
Purposeful movements	5
Withdraw	4
Flexion	3
Extension	2
None	1
Total :	

과거력	☐ Hypertension ☐ DM ☐ Hepatitis( ) ☐ Pulmonary Tbc ☐ Asthma ☐ 심장질환: ☐ 간질환: ☐ 폐질환: ☐ 기타:
	☐ 입원력 Admission Hx.: ☐ 수술력 Operation Hx.: ☐ 알레르기 Allergy: ☐ 음주력 Alcohol(주*년): ☐ 흡연력 Smoking(갑*년):
계통별검진(ROS)*	
신체검진(P.Ex.)	G/A (☐ not ☐ acute ☐ chronic) ill-looking HEENT: Pupil size (/ mm) PLR (/) ☐ Isocoric ☐ Anemic ☐ Icteric Chest: Breathing Sound (☐ Clear ☐ Coarse ☐ Wheezing ☐ Rale) on (Rt /Lt) Heart: Heart Beat (☐ Regular ☐ Irregular) Heart sound (☐ Clear ☐ Murmur) Abd: Bowel Sound (☐ Active ☐ Hyperactive ☐ Hypoactive ☐ None) Tenderness (☐ Direct ☐ Rebound) at (Q) Ext.: ☐ pitting edema ☐ clubbing finger Back: CVA Tenderness (/)

* ROS(Review of system): A/N/V/C/D, C/S/R, Dyspnea, Sore throat, Chest pain, Palpitation, Headache, Dizziness, Vertigo, Jaundice, Otalgia, Skin Rash, Fever, Chill, Weakness, Hematemesis, Melena, Hematochezia, Hemoptysis, Hematuria, Voiding Difficulty, Poor oral intake etc

<table>
<tr><td>신체검진
(P.Ex)</td><td></td><td rowspan="2">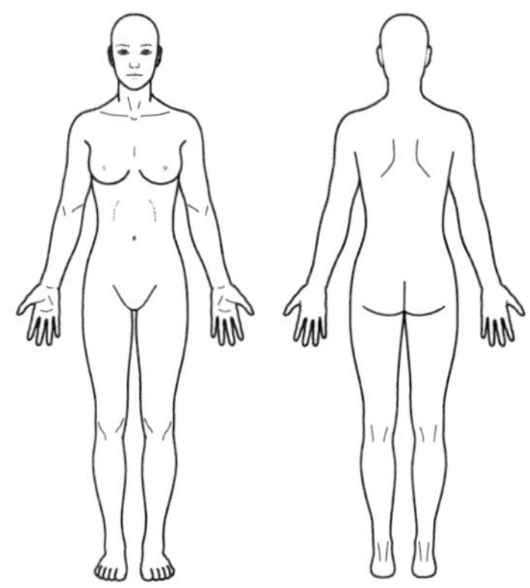</td></tr>
<tr><td>추정진단
(Imp)</td><td>1.
2.
3.
4.</td></tr>
<tr><td colspan="3">주요 검사결과 및 처치
(Intubation, CPR, Central line, CXR, B-CT, 혈액검사, 약물 etc)</td></tr>
<tr><td colspan="3">추후 계획 (Plan)</td></tr>
<tr><td colspan="3">최종 진단명 (Diagnosis)</td></tr>
</table>

<table>
<tr><td>타과 협진(consult)</td><td>시간</td><td>타과 협진(consult)</td><td>시간</td></tr>
<tr><td>1.</td><td></td><td>2.</td><td></td></tr>
<tr><td>결과</td><td colspan="3">☐ 정상퇴원 ☐ 전원 ☐ 사망 ☐ DOA ☐ 응급수술 ☐ 기타( )
☐ 입원(과) [1. 일반병실 2. 중환자실( )]</td></tr>
</table>

응급질병 문헌고찰

실습일자		20 년 월 일 요일
임상과 연결된 이론	주제 (keyword)	
학습목표		
느낀점		

응급환자 보고서

☐ 실습지 책임자: ______________ ㊞

내원일시: 년 월 일 시 분				
환자정보	이름	성별	나이	전화번호
주소			몸무게(BW)	직업
내원사유 ☐ 질병 ☐ 질병외 ☐ 미상		KTAS Level ☐ I ☐ II ☐ III ☐ IV ☐ V		
내원수단 ☐ 도보 ☐ 승용차 ☐ 택시 ☐ 119 ☐ 129 ☐ 112 ☐ 타병원구급차 ☐ 휠체어 ☐ 기타( )				
구 분 ☐ 교통사고( ) ☐ 낙상 ☐ 폭행 ☐ 자상 ☐ 화상 ☐ 중독( ) ☐ 기타( )				
병원전처치(Prehospital treatment)				
주증상(C/C)		on set (Last Normal Time: , First Abnormal Time:)		GCS
현병력(P.I.)				Eye Opening Spontaneous 4 To Voice 3 To Pain 2 None 1
				Verbal response Oriented 5 Confused 4 Inappropriate worlds 3 Incomprehensive words 2
의식수준(P.Ex)	☐ Alert ☐ Drowsy ☐ Stupor ☐ Semicoma ☐ Coma			Motor response Obey command 6 Purposeful movements 5 Withdraw 4 Flexion 3 Extension 2 None 1
활력징후	혈압(BP)	맥박(PR)	호흡(RR)	체온(BT)
time(:)				
BST mg/dl		SpO2 %		Total :

과거력	☐ Hypertension ☐ DM ☐ Hepatitis( ) ☐ Pulmonary Tbc ☐ Asthma ☐ 심장질환: ☐ 간질환: ☐ 폐질환: ☐ 기타:
	☐ 입원력 Admission Hx.: ☐ 수술력 Operation Hx.: ☐ 알레르기 Allergy: ☐ 음주력 Alcohol(주*년): ☐ 흡연력 Smoking(갑*년):
계통별검진(ROS)*	
신체검진(P.Ex.)	G/A (☐ not ☐ acute ☐ chronic) ill-looking HEENT: Pupil size (/ mm) PLR (/) ☐ Isocoric ☐ Anemic ☐ Icteric Chest: Breathing Sound (☐ Clear ☐ Coarse ☐ Wheezing ☐ Rale) on (Rt /Lt) Heart: Heart Beat (☐ Regular ☐ Irregular) Heart sound (☐ Clear ☐ Murmur) Abd: Bowel Sound (☐ Active ☐ Hyperactive ☐ Hypoactive ☐ None) Tenderness (☐ Direct ☐ Rebound) at (Q) Ext.: ☐ pitting edema ☐ clubbing finger Back: CVA Tenderness (/)

* ROS(Review of system): A/N/V/C/D, C/S/R, Dyspnea, Sore throat, Chest pain, Palpitation, Headache, Dizziness, Vertigo, Jaundice, Otalgia, Skin Rash, Fever, Chill, Weakness, Hematemesis, Melena, Hematochezia, Hemoptysis, Hematuria, Voiding Difficulty, Poor oral intake etc

신체검진 (P.Ex)		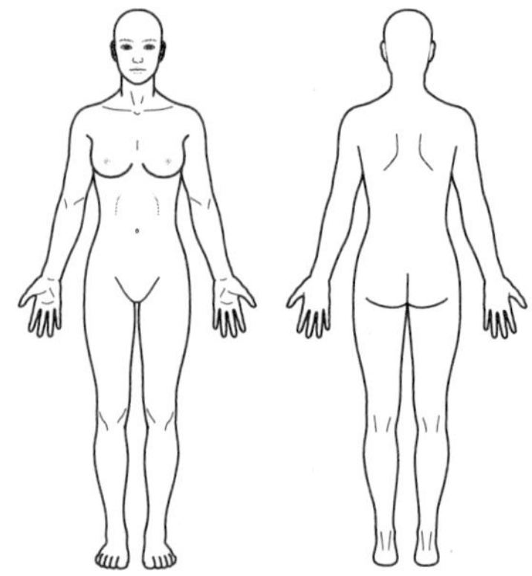
추정진단 (Imp)	1. 2. 3. 4.	

주요 검사결과 및 처치
(Intubation, CPR, Central line, CXR, B-CT, 혈액검사, 약물 etc)

추후 계획 (Plan)

최종 진단명 (Diagnosis)

타과 협진(consult)	시간	타과 협진(consult)	시간
1.		2.	
결과	□ 정상퇴원 □ 전원 □ 사망 □ DOA □ 응급수술 □ 기타( ) □ 입원(과) [1. 일반병실 2. 중환자실( )]		

응급질병 문헌고찰

<table>
<tr><td colspan="2">실습일자</td><td>20 년 월 일 요일</td></tr>
<tr><td rowspan="2">임상과
연결된
이론</td><td>주제
(keyword)</td><td></td></tr>
<tr><td colspan="2"></td></tr>
<tr><td colspan="2">학습목표</td><td></td></tr>
<tr><td colspan="2">느낀점</td><td></td></tr>
</table>

응급환자 보고서

☐ 실습지 책임자: ______________ ㊞

<table>
<tr><td colspan="6">내원일시: 년 월 일 시 분</td></tr>
<tr><td>환자정보</td><td>이름</td><td>성별</td><td>나이</td><td colspan="2">전화번호</td></tr>
<tr><td>주소</td><td colspan="2"></td><td>몸무게(BW)</td><td colspan="2">직업</td></tr>
<tr><td colspan="3">내원사유 ☐ 질병 ☐ 질병외 ☐ 미상</td><td colspan="3">KTAS Level ☐ I ☐ II ☐ III ☐ IV ☐ V</td></tr>
<tr><td colspan="6">내원수단 ☐ 도보 ☐ 승용차 ☐ 택시 ☐ 119 ☐ 129 ☐ 112 ☐ 타병원구급차 ☐ 휠체어 ☐ 기타( )</td></tr>
<tr><td colspan="6">구 분 ☐ 교통사고( ) ☐ 낙상 ☐ 폭행 ☐ 자상 ☐ 화상 ☐ 중독( ) ☐ 기타( )</td></tr>
<tr><td colspan="6">병원전처치(Prehospital treatment)</td></tr>
<tr><td colspan="3">주증상(C/C)</td><td colspan="2">on set
(Last Normal Time: ,
First Abnormal Time:)</td><td>GCS</td></tr>
<tr><td colspan="5">현병력(P.I.)</td><td>Eye Opening
Spontaneous 4
To Voice 3
To Pain 2
None 1
Verbal response
Oriented 5
Confused 4
Inappropriate worlds 3
Incomprehensive words 2</td></tr>
<tr><td>의식수준(P.Ex)</td><td colspan="4">☐ Alert ☐ Drowsy ☐ Stupor ☐ Semicoma ☐ Coma</td><td rowspan="3">Motor response
Obey command 6
Purposeful movements 5
Withdraw 4
Flexion 3
Extension 2
None 1</td></tr>
<tr><td>활력징후</td><td>혈압(BP)</td><td>맥박(PR)</td><td>호흡(RR)</td><td>체온(BT)</td></tr>
<tr><td>time(:)</td><td></td><td></td><td></td><td></td></tr>
<tr><td colspan="2">BST mg/dl</td><td colspan="3">SpO2 %</td><td>Total :</td></tr>
</table>

<table>
<tr><td rowspan="2">과거력</td><td>☐ Hypertension ☐ DM ☐ Hepatitis( ) ☐ Pulmonary Tbc ☐ Asthma
☐ 심장질환: ☐ 간질환: ☐ 폐질환:
☐ 기타:</td></tr>
<tr><td>☐ 입원력 Admission Hx.: ☐ 수술력 Operation Hx.:
☐ 알레르기 Allergy:
☐ 음주력 Alcohol(주*년): ☐ 흡연력 Smoking(갑*년):</td></tr>
<tr><td>계통별검진(ROS)*</td><td></td></tr>
<tr><td>신체검진(P.Ex.)</td><td>G/A (☐ not ☐ acute ☐ chronic) ill-looking
HEENT: Pupil size (/ mm) PLR (/) ☐ Isocoric ☐ Anemic ☐ Icteric
Chest: Breathing Sound (☐ Clear ☐ Coarse ☐ Wheezing ☐ Rale) on (Rt /Lt)
Heart: Heart Beat (☐ Regular ☐ Irregular)
Heart sound (☐ Clear ☐ Murmur)
Abd: Bowel Sound (☐ Active ☐ Hyperactive ☐ Hypoactive ☐ None)
Tenderness (☐ Direct ☐ Rebound) at (Q)
Ext.: ☐ pitting edema ☐ clubbing finger
Back: CVA Tenderness (/)</td></tr>
</table>

* ROS(Review of system): A/N/V/C/D, C/S/R, Dyspnea, Sore throat, Chest pain, Palpitation, Headache, Dizziness, Vertigo, Jaundice, Otalgia, Skin Rash, Fever, Chill, Weakness, Hematemesis, Melena, Hematochezia, Hemoptysis, Hematuria, Voiding Difficulty, Poor oral intake etc

신체검진 (P.Ex)	
추정진단 (Imp)	1. 2. 3. 4.

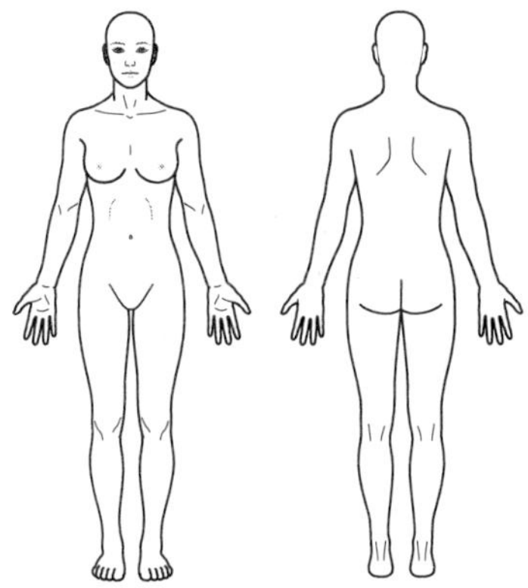

주요 검사결과 및 처치
(Intubation, CPR, Central line, CXR, B-CT, 혈액검사, 약물 etc)

추후 계획 (Plan)

최종 진단명 (Diagnosis)

타과 협진(consult)	시간	타과 협진(consult)	시간
1.		2.	

결과	☐ 정상퇴원 ☐ 전원 ☐ 사망 ☐ DOA ☐ 응급수술 ☐ 기타( ) ☐ 입원(과) [1. 일반병실 2. 중환자실( )]

응급질병 문헌고찰

실습일자		20 년 월 일 요일
임상과 연결된 이론	주제 (keyword)	
학습목표		
느낀점		

응급환자 보고서

☐ 실습지 책임자: ______________ ㊞

내원일시:	년	월	일	시	분
환자정보	이름	성별	나이	전화번호	
주소			몸무게(BW)	직업	

내원사유 ☐ 질병 ☐ 질병외 ☐ 미상 | KTAS Level ☐ I ☐ II ☐ III ☐ IV ☐ V

내원수단 ☐ 도보 ☐ 승용차 ☐ 택시 ☐ 119 ☐ 129 ☐ 112 ☐ 타병원구급차 ☐ 휠체어 ☐ 기타( )

구 분 ☐ 교통사고( ) ☐ 낙상 ☐ 폭행 ☐ 자상 ☐ 화상 ☐ 중독( ) ☐ 기타( )

병원전처치(Prehospital treatment)

주증상(C/C)	on set (Last Normal Time: , First Abnormal Time:)	GCS
현병력(P.I.)		**Eye Opening** Spontaneous 4 To Voice 3 To Pain 2 None 1
		Verbal response Oriented 5 Confused 4 Inappropriate worlds 3 Incomprehensive words 2

의식수준(P.Ex)	☐ Alert ☐ Drowsy ☐ Stupor ☐ Semicoma ☐ Coma				Motor response Obey command 6 Purposeful movements 5 Withdraw 4 Flexion 3 Extension 2 None 1
활력징후	혈압(RP)	맥박(PR)	호흡(RR)	체온(BT)	
time(:)					
BST mg/dl		SpO2 %			Total :

과거력	☐ Hypertension ☐ DM ☐ Hepatitis( ) ☐ Pulmonary Tbc ☐ Asthma ☐ 심장질환: ☐ 간질환: ☐ 폐질환: ☐ 기타:
	☐ 입원력 Admission Hx.: ☐ 수술력 Operation Hx.: ☐ 알레르기 Allergy: ☐ 음주력 Alcohol(주*년): ☐ 흡연력 Smoking(갑*년):
계통별검진(ROS)*	
신체검진(P.Ex.)	G/A (☐ not ☐ acute ☐ chronic) ill-looking HEENT: Pupil size (/ mm) PLR (/) ☐ Isocoric ☐ Anemic ☐ Icteric Chest: Breathing Sound (☐ Clear ☐ Coarse ☐ Wheezing ☐ Rale) on (Rt /Lt) Heart: Heart Beat (☐ Regular ☐ Irregular) Heart sound (☐ Clear ☐ Murmur) Abd: Bowel Sound (☐ Active ☐ Hyperactive ☐ Hypoactive ☐ None) Tenderness (☐ Direct ☐ Rebound) at (Q) Ext.: ☐ pitting edema ☐ clubbing finger Back: CVA Tenderness (/)

* ROS(Review of system): A/N/V/C/D, C/S/R, Dyspnea, Sore throat, Chest pain, Palpitation, Headache, Dizziness, Vertigo, Jaundice, Otalgia, Skin Rash, Fever, Chill, Weakness, Hematemesis, Melena, Hematochezia, Hemoptysis, Hematuria, Voiding Difficulty, Poor oral intake etc

신체검진 (P.Ex)		
추정진단 (Imp)	1. 2. 3. 4.	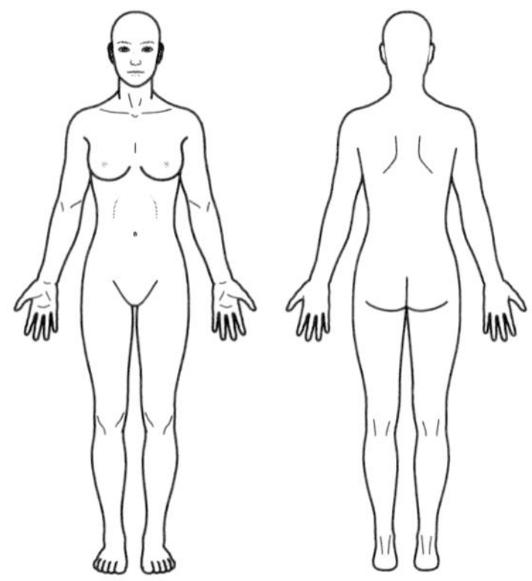

주요 검사결과 및 처치
(Intubation, CPR, Central line, CXR, B-CT, 혈액검사, 약물 etc)

추후 계획 (Plan)

최종 진단명 (Diagnosis)

타과 협진(consult)	시간	타과 협진(consult)	시간
1.		2.	
결과	☐ 정상퇴원 ☐ 전원 ☐ 사망 ☐ DOA ☐ 응급수술 ☐ 기타( ) ☐ 입원(과) [1. 일반병실 2. 중환자실( )]		

응급질병 문헌고찰

실습일자		20 년 월 일 요일
임상과 연결된 이론	주제 (keyword)	
학습목표		
느낀점		

응급환자 보고서

☐ 실습지 책임자: ____________________ ㉤

내원일시: 년 월 일 시 분				
환자정보	이름	성별	나이	전화번호
주소			몸무게(BW)	직업
내원사유 ☐ 질병 ☐ 질병외 ☐ 미상		KTAS Level ☐ I ☐ II ☐ III ☐ IV ☐ V		
내원수단 ☐ 도보 ☐ 승용차 ☐ 택시 ☐ 119 ☐ 129 ☐ 112 ☐ 타병원구급차 ☐ 휠체어 ☐ 기타( )				
구 분 ☐ 교통사고( ) ☐ 낙상 ☐ 폭행 ☐ 자상 ☐ 화상 ☐ 중독( ) ☐ 기타( )				
병원전처치(Prehospital treatment)				

주증상(C/C)	on set (Last Normal Time: , First Abnormal Time:)	GCS
현병력(P.I.)		Eye Opening Spontaneous 4 To Voice 3 To Pain 2 None 1 Verbal response Oriented 5 Confused 4 Inappropriate worlds 3 Incomprehensive words 2

의식수준(P.Ex)	☐ Alert ☐ Drowsy ☐ Stupor ☐ Semicoma ☐ Coma				Motor response Obey command 6 Purposeful movements 5 Withdraw 4 Flexion 3 Extension 2 None 1
활력징후	혈압(BP)	맥박(PR)	호흡(RR)	체온(BT)	
time(:)					
BST mg/dl		SpO2 %			Total :

과거력	☐ Hypertension ☐ DM ☐ Hepatitis( ) ☐ Pulmonary Tbc ☐ Asthma ☐ 심장질환: ☐ 간질환: ☐ 폐질환: ☐ 기타:
	☐ 입원력 Admission Hx.: ☐ 수술력 Operation Hx.: ☐ 알레르기 Allergy: ☐ 음주력 Alcohol(주*년): ☐ 흡연력 Smoking(갑*년):
계통별검진(ROS)*	
신체검진(P.Ex.)	G/A (☐ not ☐ acute ☐ chronic) ill-looking HEENT: Pupil size (/ mm) PLR (/) ☐ Isocoric ☐ Anemic ☐ Icteric Chest: Breathing Sound (☐ Clear ☐ Coarse ☐ Wheezing ☐ Rale) on (Rt /Lt) Heart: Heart Beat (☐ Regular ☐ Irregular) Heart sound (☐ Clear ☐ Murmur) Abd: Bowel Sound (☐ Active ☐ Hyperactive ☐ Hypoactive ☐ None) Tenderness (☐ Direct ☐ Rebound) at (Q) Ext.: ☐ pitting edema ☐ clubbing finger Back: CVA Tenderness (/)

* ROS(Review of system): A/N/V/C/D, C/S/R, Dyspnea, Sore throat, Chest pain, Palpitation, Headache, Dizziness, Vertigo, Jaundice, Otalgia, Skin Rash, Fever, Chill, Weakness, Hematemesis, Melena, Hematochezia, Hemoptysis, Hematuria, Voiding Difficulty, Poor oral intake etc

신체검진 (P.Ex)	
추정진단 (Imp)	1. 2. 3. 4.

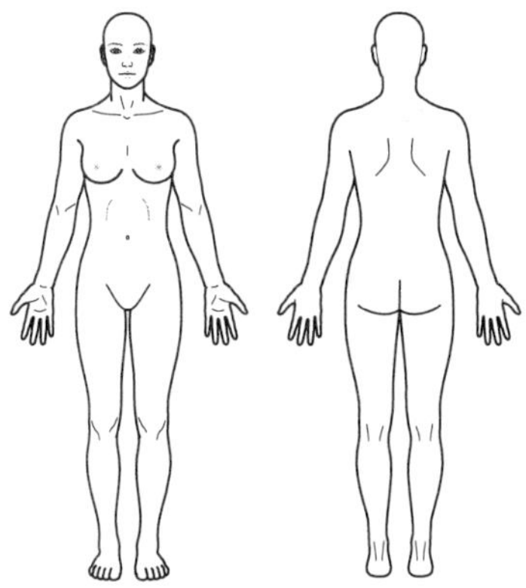

주요 검사결과 및 처치
(Intubation, CPR, Central line, CXR, B-CT, 혈액검사, 약물 etc)

추후 계획 (Plan)

최종 진단명 (Diagnosis)

타과 협진(consult)	시간	타과 협진(consult)	시간
1.		2.	

결과
☐ 정상퇴원 ☐ 전원 ☐ 사망 ☐ DOA ☐ 응급수술 ☐ 기타( )
☐ 입원(과) [1. 일반병실 2. 중환자실( )]

응급질병 문헌고찰

<table>
<tr><td colspan="2">실습일자</td><td>20 년 월 일 요일</td></tr>
<tr><td rowspan="2">임상과 연결된 이론</td><td>주제 (keyword)</td><td></td></tr>
<tr><td colspan="2"></td></tr>
<tr><td colspan="2">학습목표</td><td></td></tr>
<tr><td colspan="2">느낀점</td><td></td></tr>
</table>

응급환자 보고서

☐ 실습지 책임자: ________________ ㊞

내원일시: 년 월 일 시 분				
환자정보	이름	성별	나이	전화번호
주소			몸무게(BW)	직업
내원사유 ☐ 질병 ☐ 질병외 ☐ 미상		KTAS Level ☐ I ☐ II ☐ III ☐ IV ☐ V		
내원수단 ☐ 도보 ☐ 승용차 ☐ 택시 ☐ 119 ☐ 129 ☐ 112 ☐ 타병원구급차 ☐ 휠체어 ☐ 기타( )				
구 분 ☐ 교통사고( ) ☐ 낙상 ☐ 폭행 ☐ 자상 ☐ 화상 ☐ 중독( ) ☐ 기타( )				
병원전처치(Prehospital treatment)				

주증상(C/C)	on set (Last Normal Time: , First Abnormal Time:)	GCS
현병력(P.I.)		Eye Opening Spontaneous 4 To Voice 3 To Pain 2 None 1
		Verbal response Oriented 5 Confused 4 Inappropriate worlds 3 Incomprehensive words 2

의식수준(P.Ex)	☐ Alert	☐ Drowsy	☐ Stupor	☐ Semicoma ☐ Coma	Motor response Obey command 6 Purposeful movements 5 Withdraw 4 Flexion 3 Extension 2 None 1
활력징후	혈압(BP)	맥박(PR)	호흡(RR)	체온(BT)	
time(:)					
BST mg/dl		SpO2 %			Total :

과거력	☐ Hypertension ☐ DM ☐ Hepatitis( ) ☐ Pulmonary Tbc ☐ Asthma ☐ 심장질환: ☐ 간질환: ☐ 폐질환: ☐ 기타:
	☐ 입원력 Admission Hx.: ☐ 수술력 Operation Hx.: ☐ 알레르기 Allergy: ☐ 음주력 Alcohol(주*년): ☐ 흡연력 Smoking(갑*년):
계통별검진(ROS)*	
신체검진(P.Ex.)	G/A (☐ not ☐ acute ☐ chronic) ill-looking HEENT: Pupil size (/ mm) PLR (/) ☐ Isocoric ☐ Anemic ☐ Icteric Chest: Breathing Sound (☐ Clear ☐ Coarse ☐ Wheezing ☐ Rale) on (Rt /Lt) Heart: Heart Beat (☐ Regular ☐ Irregular) Heart sound (☐ Clear ☐ Murmur) Abd: Bowel Sound (☐ Active ☐ Hyperactive ☐ Hypoactive ☐ None) Tenderness (☐ Direct ☐ Rebound) at (Q) Ext.: ☐ pitting edema ☐ clubbing finger Back: CVA Tenderness (/)

* ROS(Review of system): A/N/V/C/D, C/S/R, Dyspnea, Sore throat, Chest pain, Palpitation, Headache, Dizziness, Vertigo, Jaundice, Otalgia, Skin Rash, Fever, Chill, Weakness, Hematemesis, Melena, Hematochezia, Hemoptysis, Hematuria, Voiding Difficulty, Poor oral intake etc

신체검진 (P.Ex)		
추정진단 (Imp)	1. 2. 3. 4.	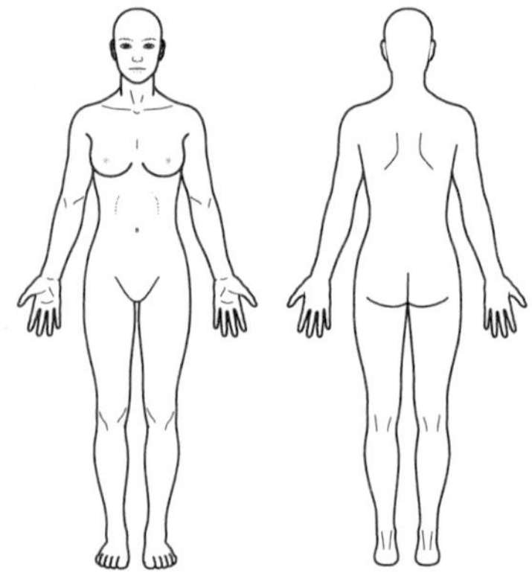

주요 검사결과 및 처치
(Intubation, CPR, Central line, CXR, B-CT, 혈액검사, 약물 etc)

추후 계획 (Plan)

최종 진단명 (Diagnosis)

타과 협진(consult)	시간	타과 협진(consult)	시간
1.		2.	

결과	☐ 정상퇴원 ☐ 전원 ☐ 사망 ☐ DOA ☐ 응급수술 ☐ 기타( ) ☐ 입원(과) [1. 일반병실 2. 중환자실( )]

응급질병 문헌고찰

<table>
<tr><td colspan="2">실습일자</td><td>20 년 월 일 요일</td></tr>
<tr><td rowspan="2">임상과
연결된
이론</td><td>주제
(keyword)</td><td></td></tr>
<tr><td colspan="2"></td></tr>
<tr><td colspan="2">학습목표</td><td></td></tr>
<tr><td colspan="2">느낀점</td><td></td></tr>
</table>

응급환자 보고서

☐ 실습지 책임자: ______________ ㊞

내원일시: 년 월 일 시 분				
환자정보	이름	성별	나이	전화번호
주소			몸무게(BW)	직업
내원사유 ☐ 질병 ☐ 질병외 ☐ 미상		KTAS Level ☐ I ☐ II ☐ III ☐ IV ☐ V		
내원수단 ☐ 도보 ☐ 승용차 ☐ 택시 ☐ 119 ☐ 129 ☐ 112 ☐ 타병원구급차 ☐ 휠체어 ☐ 기타( )				
구 분 ☐ 교통사고( ) ☐ 낙상 ☐ 폭행 ☐ 자상 ☐ 화상 ☐ 중독( ) ☐ 기타( )				
병원전처치(Prehospital treatment)				

주증상(C/C)	on set (Last Normal Time: , First Abnormal Time:)	GCS
현병력(P.I.)		Eye Opening Spontaneous 4 To Voice 3 To Pain 2 None 1 Verbal response Oriented 5 Confused 4 Inappropriate worlds 3 Incomprehensive words 2

의식수준(P.Ex)	☐ Alert ☐ Drowsy ☐ Stupor ☐ Semicoma ☐ Coma				Motor response Obey command 6 Purposeful movements 5 Withdraw 4 Flexion 3 Extension 2 None 1
활력징후	혈압(BP)	맥박(PR)	호흡(RR)	체온(BT)	
time(:)					
BST mg/dl		SpO2 %			Total :

과거력	☐ Hypertension ☐ DM ☐ Hepatitis( ) ☐ Pulmonary Tbc ☐ Asthma ☐ 심장질환: ☐ 간질환: ☐ 폐질환: ☐ 기타:
	☐ 입원력 Admission Hx.: ☐ 수술력 Operation Hx.: ☐ 알레르기 Allergy: ☐ 음주력 Alcohol(주*년): ☐ 흡연력 Smoking(갑*년):
계통별검진(ROS)*	
신체검진(P.Ex.)	G/A (☐ not ☐ acute ☐ chronic) ill-looking HEENT: Pupil size (/ mm) PLR (/) ☐ Isocoric ☐ Anemic ☐ Icteric Chest: Breathing Sound (☐ Clear ☐ Coarse ☐ Wheezing ☐ Rale) on (Rt /Lt) Heart: Heart Beat (☐ Regular ☐ Irregular) Heart sound (☐ Clear ☐ Murmur) Abd: Bowel Sound (☐ Active ☐ Hyperactive ☐ Hypoactive ☐ None) Tenderness (☐ Direct ☐ Rebound) at (Q) Ext.: ☐ pitting edema ☐ clubbing finger Back: CVA Tenderness (/)

* ROS(Review of system): A/N/V/C/D, C/S/R, Dyspnea, Sore throat, Chest pain, Palpitation, Headache, Dizziness, Vertigo, Jaundice, Otalgia, Skin Rash, Fever, Chill, Weakness, Hematemesis, Melena, Hematochezia, Hemoptysis, Hematuria, Voiding Difficulty, Poor oral intake etc

신체검진 (P.Ex)		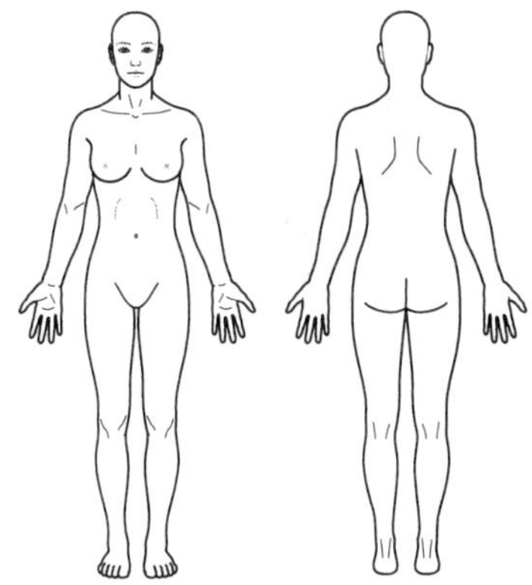
추정진단 (Imp)	1. 2. 3. 4.	

주요 검사결과 및 처치
(Intubation, CPR, Central line, CXR, B-CT, 혈액검사, 약물 etc)

추후 계획 (Plan)

최종 진단명 (Diagnosis)

타과 협진(consult)	시간	타과 협진(consult)	시간
1.		2.	

결과	☐ 정상퇴원 ☐ 전원 ☐ 사망 ☐ DOA ☐ 응급수술 ☐ 기타( ) ☐ 입원(과) [1. 일반병실 2. 중환자실( )]

응급질병 문헌고찰

실습일자		20 년 월 일 요일
임상과 연결된 이론	주제 (keyword)	
학습목표		
느낀점		

응급환자 보고서

☐ 실습지 책임자: ____________________ ㊞

내원일시: 년 월 일 시 분				
환자정보	이름	성별	나이	전화번호
주소			몸무게(BW)	직업
내원사유 ☐ 질병 ☐ 질병외 ☐ 미상		KTAS Level ☐ I ☐ II ☐ III ☐ IV ☐ V		
내원수단 ☐ 도보 ☐ 승용차 ☐ 택시 ☐ 119 ☐ 129 ☐ 112 ☐ 타병원구급차 ☐ 휠체어 ☐ 기타( )				
구 분 ☐ 교통사고( ) ☐ 낙상 ☐ 폭행 ☐ 자상 ☐ 화상 ☐ 중독( ) ☐ 기타( )				
병원전처치(Prehospital treatment)				

주증상(C/C)				on set (Last Normal Time: , First Abnormal Time:)	GCS
현병력(P.I.)					Eye Opening Spontaneous 4 To Voice 3 To Pain 2 None 1
					Verbal response Oriented 5 Confused 4 Inappropriate worlds 3 Incomprehensive words 2
의식수준(P.Ex)	☐ Alert ☐ Drowsy ☐ Stupor ☐ Semicoma ☐ Coma				Motor response Obey command 6 Purposeful movements 5 Withdraw 4 Flexion 3 Extension 2 None 1
활력징후	혈압(BP)	맥박(PR)	호흡(RR)	체온(BT)	
time(:)					
BST mg/dl		SpO2 %			Total :

과거력	☐ Hypertension ☐ DM ☐ Hepatitis( ) ☐ Pulmonary Tbc ☐ Asthma ☐ 심장질환: ☐ 간질환: ☐ 폐질환: ☐ 기타:
	☐ 입원력 Admission Hx.: ☐ 수술력 Operation Hx.: ☐ 알레르기 Allergy: ☐ 음주력 Alcohol(주*년): ☐ 흡연력 Smoking(갑*년):
계통별검진(ROS)*	
신체검진(P.Ex.)	G/A (☐ not ☐ acute ☐ chronic) ill-looking HEENT: Pupil size (/ mm) PLR (/) ☐ Isocoric ☐ Anemic ☐ Icteric Chest: Breathing Sound (☐ Clear ☐ Coarse ☐ Wheezing ☐ Rale) on (Rt /Lt) Heart: Heart Beat (☐ Regular ☐ Irregular) Heart sound (☐ Clear ☐ Murmur) Abd: Bowel Sound (☐ Active ☐ Hyperactive ☐ Hypoactive ☐ None) Tenderness (☐ Direct ☐ Rebound) at (Q) Ext.: ☐ pitting edema ☐ clubbing finger Back: CVA Tenderness (/)

* ROS(Review of system): A/N/V/C/D, C/S/R, Dyspnea, Sore throat, Chest pain, Palpitation, Headache, Dizziness, Vertigo, Jaundice, Otalgia, Skin Rash, Fever, Chill, Weakness, Hematemesis, Melena, Hematochezia, Hemoptysis, Hematuria, Voiding Difficulty, Poor oral intake etc

신체검진 (P.Ex)	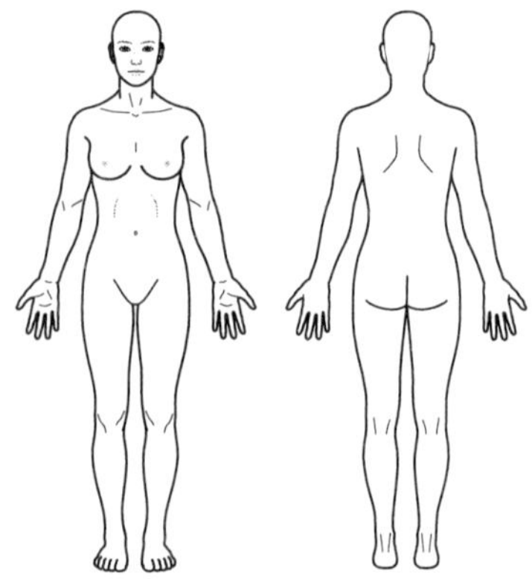
추정진단 (Imp)	1. 2. 3. 4.
주요 검사결과 및 처치 (Intubation, CPR, Central line, CXR, B-CT, 혈액검사, 약물 etc)	
추후 계획 (Plan)	
최종 진단명 (Diagnosis)	

타과 협진(consult)	시간	타과 협진(consult)	시간
1.		2.	
결과	☐ 정상퇴원 ☐ 전원 ☐ 사망 ☐ DOA ☐ 응급수술 ☐ 기타( ) ☐ 입원(과) [1. 일반병실 2. 중환자실( )]		

응급질병 문헌고찰

실습일자		20 년 월 일 요일
임상과 연결된 이론	주제 (keyword)	
학습목표		
느낀점		

응급환자 보고서

☐ 실습지 책임자: ______________ ㉠

내원일시: 년 월 일 시 분				
환자정보	이름	성별	나이	전화번호
주소			몸무게(BW)	직업
내원사유 ☐ 질병 ☐ 질병외 ☐ 미상		KTAS Level ☐ I ☐ II ☐ III ☐ IV ☐ V		
내원수단 ☐ 도보 ☐ 승용차 ☐ 택시 ☐ 119 ☐ 129 ☐ 112 ☐ 타병원구급차 ☐ 휠체어 ☐ 기타( )				
구 분 ☐ 교통사고( ) ☐ 낙상 ☐ 폭행 ☐ 자상 ☐ 화상 ☐ 중독( ) ☐ 기타( )				
병원전처치(Prehospital treatment)				

주증상(C/C)	on set (Last Normal Time: , First Abnormal Time:)	GCS
현병력(P.I.)		Eye Opening Spontaneous 4 To Voice 3 To Pain 2 None 1
		Verbal response Oriented 5 Confused 4 Inappropriate worlds 3 Incomprehensive words 2
의식수준(P.Ex)	☐ Alert ☐ Drowsy ☐ Stupor ☐ Semicoma ☐ Coma	Motor response Obey command 6 Purposeful movements 5 Withdraw 4 Flexion 3 Extension 2 None 1

활력징후	혈압(BP)	맥박(PR)	호흡(RR)	체온(BT)
time(:)				

BST mg/dl	SpO2 %	Total :

과거력	☐ Hypertension ☐ DM ☐ Hepatitis( ) ☐ Pulmonary Tbc ☐ Asthma ☐ 심장질환: ☐ 간질환: ☐ 폐질환: ☐ 기타:
	☐ 입원력 Admission Hx.: ☐ 수술력 Operation Hx.: ☐ 알레르기 Allergy: ☐ 음주력 Alcohol(주*년): ☐ 흡연력 Smoking(갑*년):
계통별검진(ROS)*	
신체검진(P.Ex.)	G/A (☐ not ☐ acute ☐ chronic) ill-looking HEENT: Pupil size (/ mm) PLR (/) ☐ Isocoric ☐ Anemic ☐ Icteric Chest: Breathing Sound (☐ Clear ☐ Coarse ☐ Wheezing ☐ Rale) on (Rt /Lt) Heart: Heart Beat (☐ Regular ☐ Irregular) Heart sound (☐ Clear ☐ Murmur) Abd: Bowel Sound (☐ Active ☐ Hyperactive ☐ Hypoactive ☐ None) Tenderness (☐ Direct ☐ Rebound) at (Q) Ext.: ☐ pitting edema ☐ clubbing finger Back: CVA Tenderness (/)

* ROS(Review of system): A/N/V/C/D, C/S/R, Dyspnea, Sore throat, Chest pain, Palpitation, Headache, Dizziness, Vertigo, Jaundice, Otalgia, Skin Rash, Fever, Chill, Weakness, Hematemesis, Melena, Hematochezia, Hemoptysis, Hematuria, Voiding Difficulty, Poor oral intake etc

<table>
<tr><td>신체검진
(P.Ex)</td><td></td><td rowspan="2">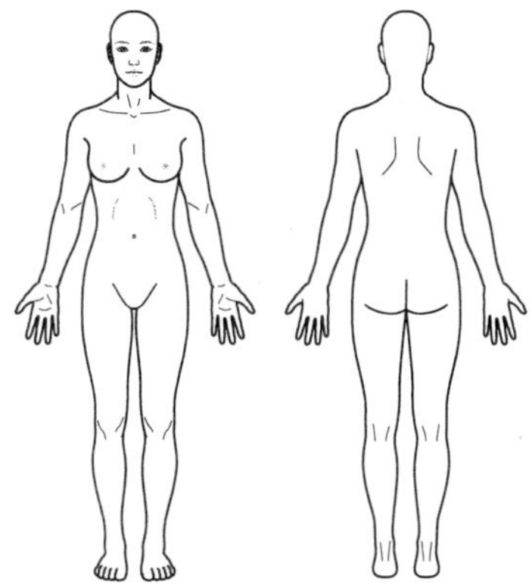</td></tr>
<tr><td>추정진단
(Imp)</td><td>1.
2.
3.
4.</td></tr>
<tr><td colspan="3">주요 검사결과 및 처치
(Intubation, CPR, Central line, CXR, B-CT, 혈액검사, 약물 etc)</td></tr>
<tr><td colspan="3">추후 계획 (Plan)</td></tr>
<tr><td colspan="3">최종 진단명 (Diagnosis)</td></tr>
</table>

<table>
<tr><td colspan="2">타과 협진(consult)</td><td>시간</td><td>타과 협진(consult)</td><td>시간</td></tr>
<tr><td colspan="2">1.</td><td></td><td>2.</td><td></td></tr>
<tr><td>결과</td><td colspan="4">☐ 정상퇴원 ☐ 전원 ☐ 사망 ☐ DOA ☐ 응급수술 ☐ 기타( )
☐ 입원(과) [1. 일반병실 2. 중환자실( )]</td></tr>
</table>

응급질병 문헌고찰

실습일자		20 년 월 일 요일
임상과 연결된 이론	주제 (keyword)	
학습목표		
느낀점		

응급환자 보고서

☐ 실습지 책임자: ________________ ㊞

내원일시: 년 월 일 시 분				
환자정보	이름	성별	나이	전화번호
주소			몸무게(BW)	직업
내원사유 ☐ 질병 ☐ 질병외 ☐ 미상		KTAS Level ☐ I ☐ II ☐ III ☐ IV ☐ V		
내원수단 ☐ 도보 ☐ 승용차 ☐ 택시 ☐ 119 ☐ 129 ☐ 112 ☐ 타병원구급차 ☐ 휠체어 ☐ 기타( )				
구 분 ☐ 교통사고( ) ☐ 낙상 ☐ 폭행 ☐ 자상 ☐ 화상 ☐ 중독( ) ☐ 기타( )				
병원전처치(Prehospital treatment)				

주증상(C/C)		on set (Last Normal Time: , First Abnormal Time:)		GCS
현병력(P.I.)				Eye Opening Spontaneous 4 To Voice 3 To Pain 2 None 1
				Verbal response Oriented 5 Confused 4 Inappropriate worlds 3 Incomprehensive words 2
의식수준(P.Ex)	☐ Alert ☐ Drowsy ☐ Stupor ☐ Semicoma ☐ Coma			Motor response Obey command 6 Purposeful movements 5 Withdraw 4 Flexion 3 Extension 2 None 1
활력징후	혈압(BP)	맥박(PR)	호흡(RR)	체온(BT)
time(:)				
BST mg/dl		SpO2 %		Total :

과거력	☐ Hypertension ☐ DM ☐ Hepatitis( ) ☐ Pulmonary Tbc ☐ Asthma ☐ 심장질환: ☐ 간질환: ☐ 폐질환: ☐ 기타:
	☐ 입원력 Admission Hx.: ☐ 수술력 Operation Hx.: ☐ 알레르기 Allergy: ☐ 음주력 Alcohol(주*년): ☐ 흡연력 Smoking(갑*년):
계통별검진(ROS)*	
신체검진(P.Ex.)	G/A (☐ not ☐ acute ☐ chronic) ill-looking HEENT: Pupil size (/ mm) PLR (/) ☐ Isocoric ☐ Anemic ☐ Icteric Chest: Breathing Sound (☐ Clear ☐ Coarse ☐ Wheezing ☐ Rale) on (Rt /Lt) Heart: Heart Beat (☐ Regular ☐ Irregular) Heart sound (☐ Clear ☐ Murmur) Abd: Bowel Sound (☐ Active ☐ Hyperactive ☐ Hypoactive ☐ None) Tenderness (☐ Direct ☐ Rebound) at (Q) Ext.: ☐ pitting edema ☐ clubbing finger Back: CVA Tenderness (/)

* ROS(Review of system): A/N/V/C/D, C/S/R, Dyspnea, Sore throat, Chest pain, Palpitation, Headache, Dizziness, Vertigo, Jaundice, Otalgia, Skin Rash, Fever, Chill, Weakness, Hematemesis, Melena, Hematochezia, Hemoptysis, Hematuria, Voiding Difficulty, Poor oral intake etc

신체검진 (P.Ex)		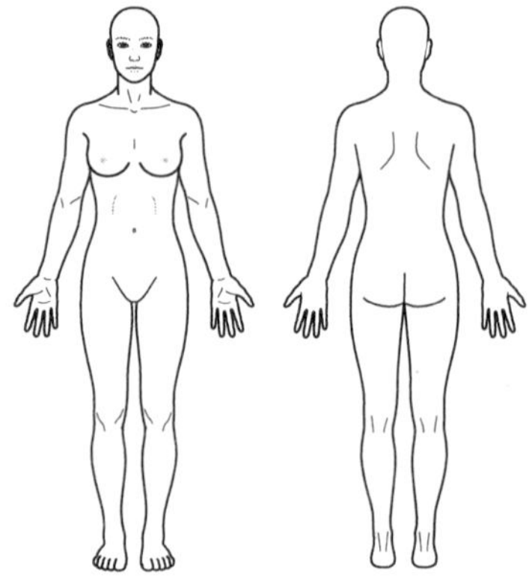
추정진단 (Imp)	1. 2. 3. 4.	

주요 검사결과 및 처치
(Intubation, CPR, Central line, CXR, B-CT, 혈액검사, 약물 etc)

추후 계획 (Plan)

최종 진단명 (Diagnosis)

타과 협진(consult)	시간	타과 협진(consult)	시간
1.		2.	

결과	☐ 정상퇴원 ☐ 전원 ☐ 사망 ☐ DOA ☐ 응급수술 ☐ 기타( ) ☐ 입원(과) [1. 일반병실 2. 중환자실( )]

응급질병 문헌고찰

<table>
<tr><td colspan="2">실습일자</td><td>20 년 월 일 요일</td></tr>
<tr><td rowspan="2">임상과
연결된
이론</td><td>주제
(keyword)</td><td></td></tr>
<tr><td colspan="2"></td></tr>
<tr><td colspan="2">학습목표</td><td></td></tr>
<tr><td colspan="2">느낀점</td><td></td></tr>
</table>

VI 부록

1. 응급의료센터 의학용어 및 약어

2. 한국형 중증도 분류도구(Korean Triage and Acuity Scale, KTAS)

3. 응급환자 임상검사

4. 소생술을 위한 알고리즘

5. 응급약물 및 수혈 순서

6. Case Presentation 작성법(발표용)

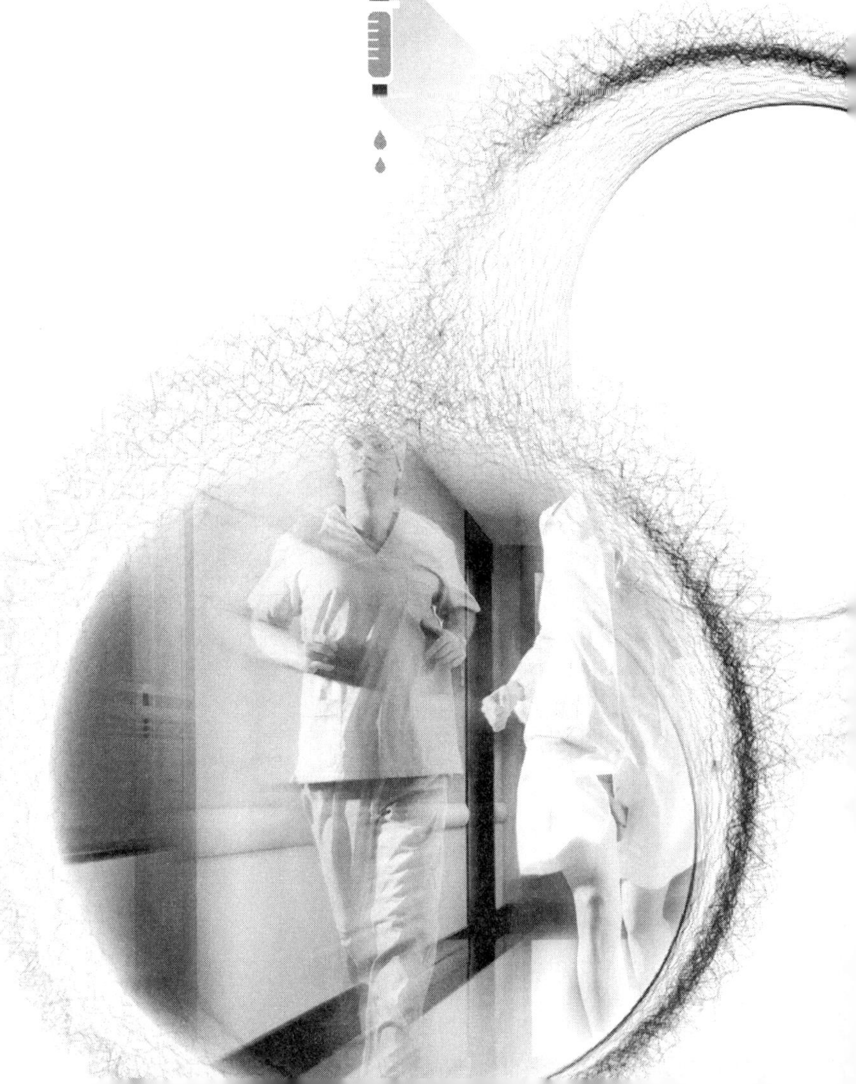

1. 응급의료센터 의학용어 및 약어

1) 주요 과(Department) 약어

	약호	원어	뜻
1	C.C.U	Coronary Care Unit	심장중환자실
2	C.S	Chest Surgery	흉부외과
3	C.S.R	Central Supply Room	중앙공급실
4	Der	Dermatology	피부과
5	E.R	Emergency Room	응급실
6	ENT	Ear, Nose, Throat	이비인후과
7	G.S	General Surgery	일반외과
8	G.U	genito – urinary	비뇨 생식기
9	I.C.U	intensive Care Unit	중환자실
10	L.M.C	Local Medical Center	지방의료센터
11	I.M	Internal Medicine	내과
12	N.S	Neuro Surgery	신경외과
13	Nur	Nursery	신생아실
14	OBGY	Obstetric Gynecology	산부인과
15	O.P.D	Out Patient Department	외래진료실
16	O.R	Operation Room	수술실
17	O.S	Orthopedic Surgery	정형외과
18	Oph	Ophthalmology	안과
19	Ped	pediatrics	소아과
20	P.S	Plastic Surgery	성형외과
21	R.R	Recovery Room	마취실, 회복실
22	Uro	Urology	비뇨기과

2) 병원 상용 약어

약호	원어	뜻
A.A	Aplastic Anemia	재생불량성 빈혈
ABGA	Arterial Blood Gases Analysis	동맥혈 가스 분석
ABR	Absolute Bed Rest	절대 침상안정
ACA	Anterior Cerebral Artery	전 대뇌 동맥
ACL	Anterior Cruciate Ligament	전방 십자 인대
AD	The Division of Allergy	알레르기 내과
ADI	Acute Drug Intoxication	급성약물중독
AED	Autonomic External Defibrillator	자동 체외 제세동기
AF	Atrial Fibrillation	심방세동
AGC	Advanced Gastric Cancer	진행성 위암
AGE	Acute Gastric Enteritis	급성 위장관염
AGN	Acute Glomerulonephritis	급성 사구체신염
AIDS	Acquired Immuno-Deficiency Syndrome	후천성 면역결핍증
A.K	Artificial Kidney	인공 신장
ALL	Acute Lymphocytic Leukemia	급성 림파구성 백혈병
AMI	Acute Myocardial Infarction	급성 심근 경색증
AML	Acute Myelogenous Leukemia	급성 골수성 백혈병
ANC	Absolute Neutrophils Count	절대 호중구 수
Angio	Angiography	혈관조영술
AOM	Acute Otitis Media	급성 중이염
APN	Acute Pyelonephritis	급성 신우신염
ARDS	Acute Respiratory Distress Syndrome	급성 호흡부전증
ARF	Acute Renal Failure	급성 신부전
AS	Aortic Stenosis	대동맥판 협착증
A/S	Arthroscopy	관절경 검사
ASD	Atrial Septal Defect	심방 중격 결손
ASLE	Acute Systemic Lupus Erythematous	급성 전신성 홍반성 낭창
AVF	Arteriovenous Fistula	동정맥루
AVN	Avascular Necrosis	무혈성 괴사증

약호	원어	뜻
BAE	Bronchial Artery Embolization	기관지 동맥 색전술
B.I	Bladder Irrigation	방광 세척
BM Bx	Bone Marrow Biopsy	골수 천자 생검
BMT	Bone Marrow Transplantation	골수 이식
B.P	Blood Pressure	혈압
BPH	Benign Prostatic Hypertrophy	양성 전립선 비대증
BPPV	Benign Paroxysmal Positional Vertigo	양성 발작성 체위성 현훈
BST	Blood Sugar Test	혈당 검사
CABG	Coronary Artery Bypass Graft	관상동맥 우회로술
CAG	Coronary Angiography	관상동맥 조영술
CBD	Common Bile Duct	총담관
CBF	Cerebral Blood Flow	뇌혈류(량)
C.C	Chief Complaint	주 호소
CHF	Congestive Heart Failure	울혈성 심부전증
CLL	Chronic Lymphocytic Leukemia	만성 림프구성 백혈병
CMV	Continuous Mandatory Ventilation	지속성 강제 호흡
CNS	Central Nervous System	중추 신경계
COPD	Chronic Obstructive Pulmonary Disease	만성 폐쇄성 폐질환
CRF	Chronic Renal Failure	만성 신부전
CS	The Department of Chest Surgery	흉부 외과
C-sec	Cesarean Section	제왕절개술
CSF	Cerebrospinal Fluid	뇌척수액
CV	The Division of Cardiology	순환기 내과 분과
CVP	Central venous Pressure	중심정맥압
CX Ca	Cervix Carcinoma	자궁경부암
D/C	Discharge	퇴원
D & C	Dilatation & Curettage	소파수술
DCMP	Dilated Cardiomyopathy	심근확장증
Derm	The Department of Dermatology	피부과
DIC	Disseminated IntravascularCoagulation	범발성 혈관내 응고장애
DKA	Diabetic Ketoacidosis	당뇨성 케톤산증

약호	원어	뜻
D-Lapa	Diagnostic Laparoscopy	진단적 복강경 검사
DM	Diabetes Mellitus	당뇨병
DNR	Do Not Resuscitation	심폐소생술 불필요
DOA	Death on arrival	도착시 사망
DRE	Digital Rectal Examination	경직장 수지검사
Ds	Disease	질환
d/t	due to	~에 의한
DVT	Deep Vein Thrombosis	심부정맥 혈전증
Dx	Diagnosis	진단
EB	Elastic Bandage	탄력붕대
Echo	Echocardiogram	심장초음파
ED	The Division of Endocrinology	내분비내과 분과
EDH	Epidural Hematoma	경막외혈종
EEG	Electro Encephalography	뇌파검사
EGC	Early Gastric Cancer	초기 위암
EGD	Esophagogastroduodenoscopy	식도 위십이지장 내시경 검사
EM	The Department of Emergency Medicine	응급의학과
EMR	Endoscopic Mucosal Resection	내시경적 점막 절제술
ENBD	Endoscopic Naso Biliary Drainage	내시경적 비강 담즙 배액
ENT	The Department of Otorhinolaryngology	이비인후과
ER	Emergency Room	응급실
ERBD	Endoscopy Retrograde Biliary Drainage	내시경적 역행성 담도배액
ERCP	Endoscopi Retrograde Cholangio Pancreatography	내시경적 역행성 담도췌관 조영술
ES	The Division of Endocrine Surgery	내분비외과 분과
ESRD	End Stage Renal Disease	말기 신질환
ESWL	Extracorporeal Shock Wave Lithotripsy	체외충격파 쇄석술
EVD	External Ventricular Drainage	체외 내실 배액
EVL	Esophageal Variceal Ligation	식도 정맥류 결찰
Ext.	Extremities	사지
FBS	Fasting Blood Sugar	공복시 혈당
FCCD	Fracture Compound Comminuted Depression	복합성 분쇄성 함몰 골절

약호	원어	뜻
F/E	Further Evaluation	추후 평가
F/H	Familial History	가족력
F/U	Follow up	추후 관리
Fx	Fracture	골절
GB Syndrome	Gillian–Barre Syndrome	길리안 바 증후군
GERD	Gastric Esophageal Reflex Disease	위식도 역류 질환
GI	Gastrointestinal	위장계의
GIST	Gastro Intestinal Submucosal Tumor	위,소장 점막하 종양
G–J	Gastrojejunostomy	위 공장 문합술
GTC Seizure	Generalized tonic Clonic seizure	전신성 경직성 간대성 발작
GV	Gastric Varix	위정맥류
HAV	Hepatitis A Virus	A형 간염 바이러스
HBV	Hepatitis B Virus	B형 간염 바이러스
HBc Ag	Hepatitis B Core Antigen	B형 간염 핵심 항원
HBs Ag	Hepatitis B Surface Antigen	B형 간염 표면 항원
HCC	Hepato Cellular Cancer	간(세포)암
HD	Hemodialysis	혈액투석
	The Division of Hemato–oncology	혈액종양내과 분과
HIV	Human Immuno Deficiency Virus	인간 면역결핍 바이러스
HNP	Herniation of Nucleus Pulposus	추간판 탈출, 수액 탈출
HPBS	The Division of Hepatopancreatic Biliary Surgery	간담췌 외과 분과
HR	Heart Rate	심박수
HTN	Hypertension	고혈압
Hx	History	력,역사
HZ	Herpes zoster	대상 포진
ICH	Intra Cerebral Hemorrhage	뇌내 출혈
ICMP	Ischemic Cardiomyopathy	허혈성 심근 이완증
ICP	Intracranial Pressure	두개내압
ICU	Intensive Care Unit	중환자실
ID	Intradermal	피내의

약호	원어	뜻
IDA	Iron Deficiency Anemia	철 결핍성 빈혈
I & D	Incision and Drainage	절개와 배액
IDDM	Insulin Dependent Diabetes Mellitus	인슐린 의존성 당뇨병
IHBD	Intra Hepatic Bile Duct	간내 담관
IHD	Ischemic Heart Disease	허혈성 심질환
IICP	Increased Intra Cranial Pressure	두개강 내압 항진
ILD	Interstitial Lung Disease	간질성 폐질환
I.M	Intramuscular injection	근육 주사
Imp	Impression	인상
IMV	Intermittent Mandatory Ventilation	간헐적 강제 호흡
Inj	Injection	주사
Intu	Intussusception	장 중첩증
I/O	Intake and Output	섭취량과 배설량
IPF	Idiopathic Pulmonary Fibrosis	특발성 폐섬유증
IR	Intra Rectal	직장내
ITP	Idiopathic Thrombocytopenic Purpura	특발성 혈소판 감소성 자반증
IUD	Intra Uterine Devices	자궁내 장치
I.V	Intravenous	정맥내
IVH	Intraventricular Hemorrhage	뇌실내 출혈
IVU	Intravenous Urography	경정맥 요로조영술
JVE	Jugular Vein Engorgement	경정맥 울혈
KD	The Division of Nephrology	신장내과 분과
K.P	Kerato Plasty	각막 이식술
K.U.B	Kidney Ureter and Bladder	신장 요관 방광 촬영술
Lab	Laboratory	검사의
LAP	Lymphadenopathy	임파선 비대
L.C	Liver Cirrhosis	간경화증
L/C	Laparoscopic Cholecystectomy	복강경하 담낭 절제술
LCL	Lateral Cruciate Ligament	외측 십자 인대
LGI	Lower Gastrointestinal	하부 위장관의

약호	원어	뜻
LMP	Last Menstrual Period	최종 월경기
LN	Lymph Nodes	림프절
LOC	Loss of Consciousness	의식 소실
LP	Lumbar Puncture	요추 천자
L-P Shunt	Lumbo – Peritoneal Shunt	요추-복막강 단락술
LR	Light Reflex	대광 반사
MAST	Military Anti Shock Trousers	쇼크 방지용 하의
MCA	Middle Cerebral Artery	중대뇌 동맥
MCL	Medial Cruciate Ligament	내측 십자 인대
MDS	Myelo Dysplastic Syndrome	골수 이형성 증후군
Med	Medication, Medicine	투약, 약
MF	Milk Feeding	인공영양수유
MICU	Medical Intensive Care Unit	내과계 중환자실
MM	Multiple Myeloma	다발성 골수종
MR	Mitral Regurgitation	승모판 역류증
MRM	Modified Radical Mastectomy	근치적 유방절제술
MRSA	Methicillin Resistance Staphylococcus Aureous	메티실린 내성 포도상구균
MS	Mitral Stenosis	승모판 협착증
M/S	Mental state	의식 상태
MT	Membrane Tympani	고막
MVR	Mitral Valve Replacement	승모판막 치환술
NCU	Neurosurgery Intensive Care Unit	신경외과계 중환자실
N/E	Neurologic Examination	신경학적 검사
NHL	Non Hodgkin's Lymphoma	비호치킨스 임파종
NIBP	Non Invasive Blood Pressure	비관혈적 혈압
NICU	Neonatal Intensive Care Unit	신생아 중환자실
NIDDM	Non-Insulin Dependent Diabetes Mellitus	인슐린 비의존성 당뇨병
NKHOC	Non Ketotic Hyperosmolar Coma	비케톤성 고혈당성 혼수
NOS	Non Otherwise Specified	특이사항 없음
NP	Neuro Psychiatric	신경정신의
NPO	Non Per Oral, Nulli Per Os	금식

약호	원어	뜻
NS	The Department of Neurosurgery	신경 외과
NSCLC	Non Small Cell Lung Cancer	비소세포 폐암
NSTEMI	non ST elevation Myocardial Infarction	ST 비상승 심근경색증
N & V	Nausea & Vomiting	오심과 구토
OB & GY	The Department of Obstetrics & Gynecology	산부인과
Obs.	Observation	관찰
OD	Oculus Dexter	right eye, 우안
Oint	Ointment	연고
OMS	The Department of Oral and maxillofacial Surgery	구강악안면외과
Op	Operation	수술
OPD	Out Patient Department	외래
Oph	The Deparment of Ophthalmology	안과
O.R	Operation Room	수술실
OS	The Department of Orthopedic Surgery	정형외과
P	Pulse	맥박
Panpc	Panperitonitis	범복막염
PAWP	Pulmonary Artery Wedge Pressure	폐동맥 쐐기압
PBS	Peripheral Blood Smear	말초혈액 도말 검사
PCA	Posterior Cerebral Artery	후뇌 동맥
PCI	Percutaneous Coronary Intervention	경피적 관상동맥 중재술
PCL	Posterior Cruciate Ligament	후방 십자 인대
PCWP	Pulmonary Capillary Wedge Pressure	폐 쐐기압
PD	The Division of Pulmonology	호흡기내과 분과
P.E	Physical Examination	신체검진
PED	The Department of Pediatrics	소아과
PEEP	Positive End Expiratory Pressure	호기말 양압
P.H	Past History	과거력
P.I	Present Illness	현 병력
PID	Pelvic Inflammatory Disease	골반 염증성 질환
P.O	Per Oral, By Mouth	입으로, 구강으로
pph	Peripheral	말초의

약호	원어	뜻
Preg	Pregnancy	임신
PS	The Department of Plastic Surgery	성형외과
PSY	The Department of Psychiatry	정신과
PTBD	Percutaneous Transhepatic Bileduct Drainage	경피적 경간담도 배액술
PTCA	Percutaneous Transluminal Coronary Angioplasty	경피적 관상동맥 확장술
PUJ	Pelviureteric Junction	신우요관 이행부
q.d	quaque die	매일
q.h	quaque hora	every hour, 매시간
q.i.d	quatre in die	하루 4회
RA factor	Rheumatoid Arthritis factor	류마티스관절염 요인
RCC	Renal cell Carcinoma	신 종양
RFA	Radio Frequency Ablation	고주파 열치료
RHD	The Division of Rheumatology	류마티스 내과 분과
RI	Regular Insulin	단기형 인슐린
RM	The Department of Rehabilitation Medicine	재활의학과
R.N	Registered Nurse	면허 간호사
ROM	Range of Motion	운동범위
RR	Recovery Room	회복실
Rs	Resection	절제술
RSG	Radical Subtotal Gastrectomy	근치 위부분 절제술
RTG	Radical Total Gastrectomy	근치적 위전절제술
RVT	Renal Vein Thrombosis	신정맥 혈전증
SAH	Subarachnoid Hemorrhage	지주막하 출혈
SAP	Stable Angina Pectoris	안정형 협심증
SBP	Systolic Blood Pressure	수축기 혈압
SC	Subcutaneous, Sub Cutis	피하의
SCC	Squamous Cell Carcinoma	편평세포암
SCD	Sudden Cardiac Death	심장성 급사
SCLC	Small Cell Lung Ca	소세포폐암
SDH	Subdural Hemorrhage	경막하 혈종

약호	원어	뜻
SFTVD	Self Forced Transvaginal Delivery	자연분만상태
SG	Skin Graft	피부 이식
SH	Social History	사회력
S-ICH	Spontaneous Intracerebral Hemorrhage	자발적 뇌내 출혈
SICU	Surgical Intensive Care Unit	외과계 중환자실
SIDS	Sudden Infant Death Syndrome	영아 돌연사 증후군
SIMV	Synchronized Intermittently Mandator Ventilation	간헐적 강제성 호흡
SLE	Systemic Lupus Erythematosus	전신성 홍반성 낭창
S/P	Post of State	~술 후 상태
STEMI	ST Elevation Myocardial Infarction	ST 상승 심근경색
SVC	Superior Vena Cava Syndrome	상대정맥 증후군
Sx	Symptoms	증상
T	Temperature	체온
TA	Traffic Accident	교통사고
TACE	Trans Arterial Chemo Embolization	경 간동맥 하하 색전요법
TB	TBc, Tuberculosis	결핵
TFCA	Transfemoral Cerebral Angiography	경대퇴 뇌혈관조영술
THR	Total Hip Replacement	고관절 전치환술
TIA	Transient Ischemic Attack	일과성 허혈성발작
t.i.d	ter in die	three times a day, 1일 3회
TKR	Total Knee Replacement	슬관절 전치환술
TPN	Total Parenteral Nutrition	총 비경구 영양
Tx	Treatment	치료
UAP	Unstable Angina Pectoris	불안정형 협심증
UCG	Urethro Cytography	요도 방광 조영
UGI Series	Upper Gastrointestinal Series	상부위장관 촬영술
U/O	Urine Output	소변량
URI	Upper Respiratory Infection	상기도 감염
Uro	The Department of Urology	비뇨기과
VATS	Video-Assisted Thoracoscopic Surgery	비디오 흉강경하 수술

약호	원어	뜻
VBI	Vertebro Basilar Artery Insufficiency	추골 기저동맥 부전증
VDRL	Venereal Disease Research Laboratory	성병 반응 검사
V-P Shunt	Ventriculo-Peritoneal Shunt	뇌실-복막강 단락술
VRE	Vancomycin Resistance Enterococci	반코마이신 내성 장구균
VRSA	Vancomycin Resistance Staphylococcus	반코마이신 내성 황색 포도상구균
V/S	Vital Sign	활력 징후
VUJ	Vesico Ureteral Junction	방광 요관 접합부

2. 한국형 중증도 분류도구(Korean Triage and Acuity Scale, KTAS)

1) 한국형 중증도 분류도구(KTAS; Korean Triage and Acuity Scale)란?

응급환자에 대한 중증도 분류를 시행하기 위하여 캐나다의 응급환자 분류도구인 CTAS(Canadian Triage and Acuity Scale)를 우리나라의 의료 상황에 맞게 변형한 것이 KTAS이다.

KTAS는 환자평가 시 증상을 중심으로 분류하는 도구로 환자가 호소하는 증상에 따라 1차 고려사항(공통적 적용)과 2차 고려사항(증상에 따른 특별 적용)으로 환자의 중증 및 긴급도를 결정한다. 병원 전 단계와 병원 단계의 KTAS 결과에 따라 적절한 병원 이송과 진료 및 처치의 우선순위를 결정하게 된다.

2) KTAS가 필요한 이유

- 환자 상태에 따른 적절한 이송병원 결정의 근거
- 환자분류체계의 표준화
- 환자의 안전 제고

☞ KTAS를 활용한 응급환자의 분류정보 공유를 통해 가장 안전하고 신속하게 진료를 받을 수 있는 응급의료센터로 안내할 수 있다.

3) KTAS 분류의 다섯 단계

한국형 응급환자 분류도구 단계별 색상		진료 목표시간
Level I	응급 1단계(소생)	즉시 진료(파란색)
Level II	응급 2단계	10분 이내 진료(빨간색)
Level III	응급 3단계	30분 이내 진료(노란색)
Level IV	응급 4단계	60분 이내 진료(초록색)
Level V	응급 5단계(경증)	120분 이내 진료(하얀색)

4) KTAS를 활용한 환자 분류과정

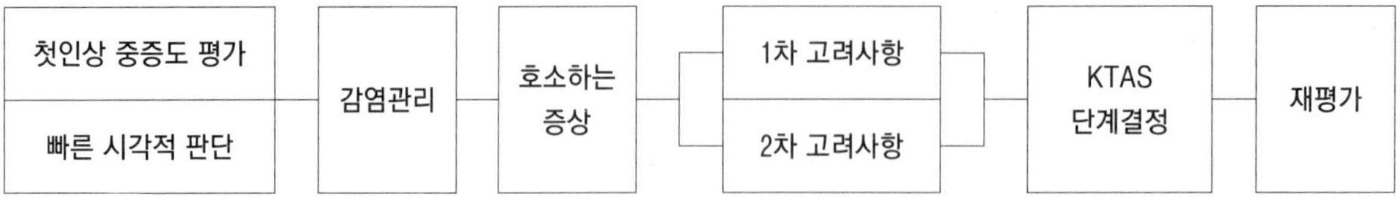

> ☞ 응급환자의 분류는 내원한 순서대로 진료하는 것이 아니라 매우 아파보이는 환자에게 우선적으로 진료를 시행하기 위함이다.

(1) 첫인상 중증도 평가(Critical Look)

- 환자가 응급실에 도착하자마자 첫인상 중증도 분류를 시행한다.
- 환자의 활력징후 등을 빠르게 확인한다.

  A – 기도, B – 호흡, C – 혈역학적 상태, D – 신경학적 장애
- 첫인상 중증도 평가는 3~5초 이내에 시행
- 필요한 경우 치료 시작

(2) 감염관리

- 선별검사는 요구되는 지역에 따라 다양
- 인플루엔자 유사질환이나 열성 호흡기질환이 유행할 때는 적절한 방어도구 사용(손씻기, 기침예절, 격리 등)
- 가능한 최신 정보 이용(지역 혹은 국가 가이드라인 활용)

(3) 현재 호소하는 증상의 선택

- 중증도가 높은 질환을 먼저 평가한다.
- 어떤 증상이 중증인지 모를 때에는 여러 증상을 확인하고 가장 중증도가 높은 단계를 선택
- 물어보아야 할 질문들('응급실에 오게 된 증상은 무엇인가?', '어떤 증상이 당신을 가장 힘들게 하는가?')
- 호소하는 증상에 대한 우선순위를 반영하여 기록

(4) 1차, 2차 고려사항 및 KTAS 단계의 결정

- KTAS는 환자의 증상을 17가지로 분류하며, 여기에 모두 167개의 세부 증상이 있다.
- 선택한 증상에 해당하는 1차 및 2차 고려사항을 이용하여 KTAS의 단계를 결정한다.

① 1차 고려사항

- 활력징후, 의식상태, 체온, 통증 등 대부분의 증상에 공통적으로 적용되는 고려사항

<table>
<tr><td rowspan="10">활력징후
1차
고려사항</td><td rowspan="5">호흡곤란</td><td colspan="4">- 호흡음과 호흡노력을 평가
- 증상평가가 가장 중요하며 산소포화도 수치를 참고하여 KTAS 단계를 결정
- 천식 증상은 잠재적 상태가 더 나쁠 수 있으므로 최고 호기 유속 예측도를 측정</td></tr>
<tr><th>호흡곤란의 정도</th><th>산소포화도</th><th>최고 호기
유속 예측도</th><th>KTAS 분류</th></tr>
<tr><td>중증:
과도한 호흡노력에 의한 피로
청색증, 한 단어만 발음, 말할 수 없음.
상기도 폐쇄, 기면 또는 혼미</td><td>< 90%
(급성발병)</td><td>-</td><td>Level I</td></tr>
<tr><td>중등도:
숨쉬기 위한 노력의 증가
구문 또는 끊긴 문장을 말할 수 있음
현저하거나 악화되는 협착음(기도는 보존됨.)</td><td>< 90%
(만성발병)
혹은
< 92%</td><td>< 40%</td><td>Level II</td></tr>
<tr><td>경증:
호흡곤란, 빠른 호흡, 운동 시 숨이 참
숨쉬기위한 노력의 증가 없음.
문장을 말할 수 있음.
기도폐쇄 없는 협착음
(단, 산소포화도가 92~94% 이더라도 무증상이라면 4, 5단계로 분류한다)</td><td>92~94%</td><td>40~60%</td><td>Level III</td></tr>
<tr><td rowspan="5">혈역학적
상태</td><td colspan="4">- 쇼크상태 이전에 나타나는 혈역학적 상태를 확인
- 혈압 외에 서맥, 빈맥, 안색, 식은 땀 등의 증상을 종합적으로 고려해서 평가</td></tr>
<tr><th colspan="3">순환 상태</th><th>KTAS 분류</th></tr>
<tr><td colspan="3">쇼크; 중증의 종말 기관 순환부전의 증거:
매우 창백함, 차가운 피부, 발한, 약한 맥박, 저혈압, 체위성 실신,
의미있는 빈맥 또는 서맥, 효과적이지 못한 환기 또는 산소화, 의식저하.
패혈성 쇼크에서 보이는 것과 같이 홍조를 띄고, 열이 나며, 아파 보인다.</td><td>Level I</td></tr>
<tr><td colspan="3">혈역학적 장애(compromise); 경계성(borderline)관류의 증거:
창백, 발한의 병력, 설명되지 않는 빈맥, 기립성저혈압(병력에 의해 확인),
앉거나 설 때 실신, 또는 의심되는 저혈압
(정상보다 낮은 혈압 또는 평상 시 환자의 혈압보다 낮은 혈압)</td><td>Level II</td></tr>
<tr><td colspan="3">주증상과 관련된 활력징후가 정상치의 위·아래쪽 경계에 있으면서,
환자의 평상 시 활력징후 수치와 다른 경우</td><td>Level III</td></tr>
</table>

<table>
<tr><td rowspan="2">활력징후
1차
고려사항</td><td>의식수준</td><td>
- GCS를 기본으로 평가
- 단순 만취상태로 의심되는 환자의 경우에도 의식수준을 평가하여 초진 시간의 지연을 방지
<table>
<tr><th>의식수준</th><th>GCS</th><th>KTAS 분류</th></tr>
<tr><td>무의식:
기도를 유지할 수 없다.
통증이나 큰소리에만 의미없는 반응을 보인다.
지속적인 발작이 있다.
의식수준은 점차적인 악화를 보인다.</td><td>3~8</td><td>Level I</td></tr>
<tr><td>의식수준의 변화:
소리자극에 부적절한 반응
시간과 사람, 장소에 대한 지남력 상실
최근 기억에 대한 기억 상실
행동변화</td><td>9~13</td><td>Level II</td></tr>
</table>
</td></tr>
<tr><td>체온</td><td>
- 전신염증반응(SIRS)이 있는지 평가
- 전신염증반응증후군(SIRS)은 다양한 중증의 임상적 변화에 대한 전신의 염증성 반응이다. 그 반응은 아래 기준 중 두 가지 이상을 만족한다.
• 체온 38℃ 이상이거나 36℃ 이하
• 심박수가 90회/분 이상
• 호흡수가 20회/분 이상 또는 PaCO2 < 32 torr(< 4.3 kPa)
• WBC > 12000 cells/mm^3, < 4000 cells/mm^3 or > 10% immature (band) forms.
- 패혈증은 감염으로 인해 2개 이상의 SIRS 기준을 만족하는 전신 염증 반응으로 정의한다.
- 중증 패혈증은 장기부전, 저관류, 저혈압과 관련된 패혈증으로 정의한다.
- 저관류와 관류이상이 포함되며 젖산혈증, 핍뇨증, 급성 의식변화에 국한되지 않는다.
<table>
<tr><th>순환 상태</th><th>KTAS 분류</th></tr>
<tr><td>면역 억제 상태:
중성구감소증(또는 의증)
항암 화학 요법 또는 스테로이드를 포함한 면역억제제를 복용하는 경우</td><td>Level II</td></tr>
<tr><td>패혈증 의증:
3개의 SIRS 기준을 만족하거나 또는 혈역학적 보상 상태
중등도 호흡 곤란 또는 의식수준의 변화가 있는 경우</td><td>Level II</td></tr>
<tr><td>아파 보임:
2개 이하의 SIRS 기준을 만족하지만 아파보이는 상태
(홍조, 기면, 불안 또는 초조한 상태)</td><td>Level III</td></tr>
<tr><td>건강해 보임:
SIRS 기준 중 열만 있는 경우 또는 호흡곤란이 없는 안정상태</td><td>Level IV</td></tr>
</table>
- 체온 평가시 주의할 점: 열이 나거나, 내원 전 열이 났으며 중증도의 호흡곤란, 혈역학적 장애, 의식수준의 변화가 있으면 자동적으로 KTAS 2단계로 분류할 뿐만 아니라 중증 패혈증의 위험이 높은 것으로 간주
- SIRS 기준으로 평가시 주의할 점: 백혈구 수치는 초진단계에서 알 수 없기 때문에 환자의 상태가 낮게 평가될 수 있으므로 필요시 SIRS 기준 외에 혈역학적 상태나 호흡곤란 등의 고려사항을 근거로 더 높은 KTAS단계를 분류한다.
</td></tr>
</table>

구분	항목	내용
기타 1차 고려사항	**통증점수**	아래 참조

- 리커트 10점 척도를 사용하여 평가

0	1	2	3	4	5	6	7	8	9	10
no Pain		Mild		Moderate		Severe		Very Severe		rost Pain

- 통증의 종류

구분	종류	설명
기원하는 부위에 따라	중심성 통증	- 체강이나 몸의 가관에서 기원 - 생명 및 사지를 위협하는 상태와 연관
	말초 통증	- 피부, 연조직, 골격계, 표피조직에서 기원 - 표재성 기관에서 기원
발생 기간에 따라	급성 통증	- 새로운 발병 - 만성통증보다 위험이 높은 것으로 판단
	만성 통증	- 이전과 같은 패턴이 반복되거나 지속되는 통증 - 한자가 이미 잘 알고 있는 통증 - 통증의 패턴이나 강도의 변화가 있으면 급성으로 분류

- KTAS 분류

통증의 강도 및 점수	**통증의 위치**	**급성 / 만성**	**KTAS 분류**
중증 8~10	중심성	급성	Level II
		만성	Level III
	말초성	급성	Level III
		만성	Level IV
중등도 4~7	중심성	급성	Level III
		만성	Level IV
	말초성	급성	Level IV
		만성	Level V
경증 1~3	중심성	급성	Level IV
		만성	Level V
	말초성	급성	Level V
		만성	Level V

※ 통증의 강도가 동일하더라도 중심성 통증과 급성 통증은 말초성 통증과 만성통증에 비해 높은 KTAS 단계로 분류한다.

<table>
<tr><td rowspan="9">기타
1차
고려사항</td><td rowspan="5">출혈성
질환</td><td colspan="3">– 출혈성 질환 여부와, 출혈의 중증도 평가
– KTAS 분류</td></tr>
<tr><th>출혈의 정도</th><th>손상(질환)부위</th><th>KTAS 분류</th></tr>
<tr><td>중증 :
생명이나 사지를
위협하는 경우</td><td>두부와 경부, 흉부, 복부, 골반부, 척추
멈추지 않는 출혈, 내과적 기저질환 동반
기도유지가 어려운 구강의 출혈
대량의 질 출혈, 엉덩허리근과 엉덩이 사지 근육의 구획증후군, 개방성 골절
장골 골절과 탈구, 동맥손상의 동반(의심) 골절
건 또는 신경손상을 동반한 심부 열상</td><td>Level II</td></tr>
<tr><td>중등도 및 경증</td><td>두부 내 출혈 중 아급성 및 만성발병이면서 활력징후가 정상인 경우
심부열상이 아닌 경부의 출혈
코 및 입의 출혈, 혈관절증, 월경과다
단순골절, 단순 심부열상</td><td>Level III</td></tr>
<tr><td colspan="3">※ 상당한 출혈을 보이는 환자는 빠른 성분수혈이나 관련 중재술 필요</td></tr>
<tr><td rowspan="4">사고기전
(손상기전)</td><td colspan="3">– 손상기전 자체가 KTAS 단계를 결정 할 수 있다.
– 고위험의 손상기전을 가진 환자는 KTAS 2단계로 분류
– 저위험의 손상기전을 가진 환자는 다른 고려사항을 사용하여 평가</td></tr>
<tr><th>사고기전</th><th>손상(질환)부위</th><th>KTAS 분류</th></tr>
<tr><td>일반적 외상</td><td>자동차 사고:
– 차량 밖으로 튕겨져 나감, 차량의 전복, 동승자 사망
– 20분 이상의 구조시간, 탑승자 공간의 중대한 함입
– 60km/h 이상의 충돌(안전벨트 미착용 시 40km/h)
오토바이 사고:
– 30km/h 이상의 차량과 충돌
– 오토바이에서 튕겨져 나간 경우
보행자(자전거 운전자):
– 10km/h 이상의 속도로 자동차에 부딪힘 또는 지나감
낙상:
– 6m 이상의 높이(약 3층)에서 추락
관통상:
– 두부, 경부, 몸통, 팔꿈치와 무릎 근위부의 사지</td><td rowspan="2">Level II</td></tr>
<tr><td>두부 외상</td><td>자동차 사고:
– 차량에서 튕겨져 나감, 차량 유리에 부딪힘(안전벨트 미착용)
보행자:
– 차량에 부딪힘
낙상:
– 1m 이상의 높이(다섯 계단 이상)에서 추락
폭행손상:
– 손이나 발을 제외한 둔기로 손상</td></tr>
</table>

<table>
<tr><td rowspan="2"></td><td rowspan="2"></td><td>경부 외상</td><td>자동차 사고:
– 차량에서 튕겨져 나감, 높은 속도의 사고(안전벨트 미착용)
– 차량 전복
오토바이 사고:
– 30km/h 이상의 차량과 충돌
– 오토바이에서 튕겨져 나간 경우
낙상:
– 1m 이상의 높이(다섯 계단 이상)에서 추락
머리의 종축으로 외력이 발생한 경우</td><td></td></tr>
<tr><td colspan="3">※손상기전 평가 시 주의할 점: 경증의 환자라도 손상기전이 위험한 경우 높은 단계의 KTAS로 분류하여야 한다. 증상에 대한 평가 외에도 사고자체의 위험도 고려</td></tr>
</table>

② 2차 고려사항(한정된 증상에 특이적으로 적용)

- 1차 고려사항 보완(1차 고려사항만으로 해당 증상을 평가할 수 없을 때 사용)
- 적절한 긴급도를 확인해야 할 경우 필요
- 1차 고려사항이 관련 없거나 긴급도를 결정하는 데 부적절한 증상을 가진 환자의 분류 시 필요
- 혈당수치, 탈수정도, 통증의 특이한 양상 등을 확인
- KTAS 분류(선택적 고려사항)

호소증상	수정된 고려사항	KTAS 분류
비심인성 흉통	기타 중요한 가슴의 통증(찢어지는 듯한 통증)	Level II
사지의 약화 / 뇌졸중의 증상	발병시간<4.5시간	Level II
	발병시간>4.5시간 또는 회복상태	Level III
연하장애 / 연하곤란	침흘림 혹은 협착음	Level II
	이물질의 가능성	Level III
상 · 하지의 손상	명백한 변형	Level III

- 예시) 비심인성 흉통의 경우 1차 고려사항으로는 통증이 약해 KTAS 4단계로 분류되더라도 흉통이 찢어지는 듯한 통증이라면 위험한 흉통의 가능성이 있으므로 2차 고려사항을 근거하여 KTAS 2단계로 분류하게 된다.

3. 응급환자 임상검사

1) 혈구 구성 검사

검사	정상치	임상적 의의	
		증가	감소
RBC	M: 4.6~6.2×10/dL F: 4.2~5.4×10/dL	심한 설사, 탈수, 급성약중독, 폐섬유증, 다혈구혈증, 이차성 다혈구혈증	빈혈, 골수기능부전, 용혈성 빈혈, Addison'disease, 출혈, Rheumatic fever
WBC	4.5~11×10^3/dL	급성감염, 홍역, 외상, 백일해, 악성종양, 혈청병, 순환장애	세균감염, 약이나 급성 백혈병 등에 의한 골수기능 저하
Hb	M: 13.5~18g/dL F: 12~16g/dL	COPD, 다혈구혈증, 울혈성 심부전	빈혈, 임신, 간경화, 심한 출혈, 갑상선기능항진증
Hct	M: 40~54% F: 38~47%	적혈구 증가증, 다혈구혈증, 탈수	빈혈, 백혈병, 갑상선기능항진증, 임신에 의한 용혈성 빈혈, 급성 중증출혈, cirrhosis
Plt	150~400×10^3/μl	암, 외상, 만성백혈병, 다혈구혈증, 류마티스관절염, 심장병, 만성췌장염, 경화증, 결핵	감염, 폐렴, 알레르기, 급성백혈병, 재생불량성 빈혈, 암화학요법 중, 대형수술 후
Neutrophils	전체 WBC의 54~62% 2000~7000/μl	세균감염 시	독소적 항원, 호르몬 질병, 혈액질병
Band	전체 WBC의 2~4% 100~400/μl	감염상태, 화학요법, 세포 생성의 장애, 독소형 감염	
Lymphocyte	전체 WBC의 54~35% 1000~4000/μl	세균성 상기도 감염, 호르몬 질환	호지킨병, 화상, 외상, 쿠싱질환, 초기급성방사성 증후군
Basophils	전체WBC의 0~0.75%	과립구성 혹은 호염기성구 백혈병, 골수 전이기(Myeloid metaphasia), 알레르기 질환	
Monocytes	전체 WBC의 3~5% 100~600/μl	감염시, Collagen disease, Hematologic disorder	
Eosinephils	전체 WBC의 1~4% 0~450/μl	과면역알레르기, Addison'disease	Adrenal의 증가
ESR	M: 0~10mm/hr F: 0~20mm/hr	급성 결핵, 류마티스성 열, 심근경색증	채혈 시 응혈된 것이 섞일 때, 스테로이드 주사를 맞는 경우, 고혈당, 다혈구증, 저fibrinoben
Reticulocyte	0.5~1.5%	급성출혈, 용혈성 빈혈, 골수외 조혈이 있는 경우, 비장 적출 후	재생불량성 빈혈, 철결핍성 빈혈, 비타민 B_{12}결핍성 빈혈
MCV	80~96n($μ^3$)	비타민 B_{12} 결핍성 빈혈, 화학요법	철결핍성 빈혈 지중해성 빈혈
MCH	27~31pg(μμg)		
MCHC	32~36%		

2) 혈액 화학 검사

검사	정상치	임상적 의의	
		증가	감소
ALP	39~119U/L	간질환, 골질환	
AST(SGOT) ALT(SGPT)	13~51U/L 5~57U/L	급성 간염, 담도협착성 황달, 근골격계질환, 간질환, 심근경색증	
Amylase	Random: 30~110U/dL 24hr: 1500~6000U/dL	급성 췌장염, 이하선염, 십이지장궤양, 췌장두부악성종양, 췌장 위종양(pseucocyst)	급성 췌장염, 췌장섬유증과 비후, 간경화, 급성 알코올중독, 임신중독증
Lipase	< 1U/mL	담도협착, 간염, 소화성 궤양	
LDH	70~200U/L	악성빈혈, 심근경색증, 폐경색, 간질환	
γ-GT	M: 3~39U/L F: 1~27U/L	알코올성 간염, 활동성 지방간염, 간경변, 지방간, 간암, 각종 간담도 질환	
CPK	M: 50~325mu/mL F: 5~250mu/mL	근골격계 질환, 근육주사 시, 쿠싱증후군, 갑상선기능저하증, 망상, 심혈관계 질환	갑상선 기능항진, SLE화학요법, 류마티스 관절염, Alkaline phosphatase 혈증, 고빌리루빈혈증
CK-MB	< 5%	심근경색 시작 후 3~6시간에 오르기 시작, 12~24시간 후 최고가 되고, 12~48시간에 정상으로 돌아옴	
CK-BB	< 1%	악성종양(위암, 폐암, 전립선암), 바이러스성 수막염	
CK-MM	< 5%	Duchenne형 근위축	
Creatine Cx	80~120mL/min		신장 질환
Creatine	Random: M-0.2~0.5mg/dL F-0.4~0.9mg/dL 24hr: M-0~40mg/dL F-0~100mg/dL	담도협착, 임신, 신우염, 근육외상	
Uric acid	Random: M-3.5~8.0mg/dL F-2.5~7.0mg/dL 24hr: 250~750mg/dL	통풍, 협착성요로질환, 수은중독, 신증후군	중증 간부전, 임신
Iron	M: 73~117μg/dL F: 281~361μg/dL	악성빈혈, 재생불량성 빈혈, 용혈성 빈혈, 간염	철결핍성 빈혈
TIBC(Total Iron Binding Capacity)	M: 281~354μg/dL F: 281~361μg/dL	철결핍성 빈혈	만성 감염성 질환
Mg	1.8~3.0mEq/L	부분 갑상선 절제술 Ingestion of Epson salts	만성 알코올중독, 임신중독증, 중증 신질환
Ammonia	30~86μg/dL	중증 간질환	
Total lipid	400~700mg/dL	갑상선기능저하증, 당뇨, 신증, 신우신염	갑상선기능항진증
Triglyceride	40~190mg/dL	당뇨병, 신증, 급성 담관염, 갑상선기능항진증	갑상선기능저하증, 간경화
Phospholipid	150~250mg/dL		
Free fatty acid	0.3~0.8mEq/L	당뇨, 비만, 쿠싱증후군, 갑상선기능항진증, 갈색세포종, 간염, 간경변과잉증	신증후군, 갑상선기능저하증, 약물복용(glucose, β-blocker, 인슐린)
HDL	M: 35~50mg/dL F: 45~65mg/dL	혈중에 증가하는 것은 좋은 상태, 사춘기 이후 여성, 운동, 체중감소, 적당한 음주 후	허혈성 심질환, 뇌동맥 경화, 비만, 흡연
Total cholesterol	120~200mg/dL	지방혈증, 폐쇄성 황달, 당뇨, 갑상선기능항진증, 관상동맥질환	악성빈혈, 용혈성 빈혈, 중증감염

3) 동맥혈 가스분석검사 (ABGA : Arterial blood Gas Analysis)

Normal range	정의
PH (7.35~7.45)	• 혈액의 수소이온 농도는 7.45 이상이면 Alkalosis이고, 7.35 이하이면 Acidosis 이다.
PaO_2 (80~100mmHg)	• 동맥혈 산소분압은 조직의 산화 상태를 반영하지 않는다. 보통 방안 공기(21%)로 숨을 쉴 때 80 mmHg 이하이면 저산소증이다.
$PaCO_2$ (35~45mmHg)	• 일차적으로 환기효율을 반영하면 환기 양식에 영향을 받는다. $PaCO_2$의 증가는 과탄산증이다. 정상보다 낮은 $PaCO_2$는 환기의 결과이고 저탄산증을 의미한다.
HCO_3^- (22~28mmEq/L)	• HCO_3^-는 혈액탄산의 양을 의미한다. • 일차적으로 대사성 변화에 영향을 받는다.
Base (+2 to~2mEq/L)	• 산염기 평형의 비호흡성 부분을 반영한다. PH와 $PaCO_2$ 그리고 Hematocrit으로부터 계산해 낸다. 대사성 알칼리증에서 Base excess는 양의 값을 갖고 대사성 산독증에서는 음의 값을 갖는다.
SaO_2 (95~100%)	• 산소포화도는 혈색소에 의해 운반되는 산소의 농도를 보여준다.

보상작용

	대사성 산증	대사성 알칼리증	호흡성 산증	호흡성 알칼리증
정의	- PH < 7.35 - HCO_3^- < 22 - $PaCO_2$ 정상	- PH > 7.45 - HCO_3^- > 26 - aCO_2 정상	- PH < 7.35 - HCO_3^- 정상 - $PaCO_2$ > 45	- PH > 7.45 - HCO_3^- 정상 - $PaCO_2$ < 35
원인	- 중탄산염의 상실 - 당뇨성케톤산증 - 신부전, 설사 - P과다	- 강염기 과잉(산상실) - 장기간의 구토 - 가성소다 중독 - 비위관과액	- 중추신경계장애 - 약물, 기도폐쇄 - 혈흉, 기흉 - 폐렴, 폐부종	- 불안(과환기증) - 패혈증 - 아스피린중독 - 중추신경계장애
보상기전	- 폐에서 과환기 (혈청 내 탄산수치감소) - 중탄산염 재흡수 증가 - 신장에서 산배출 증가	- 폐에서 환기저하 (혈청내 탄산수치 감소) - 신장에서 산의 배출 감소	- 신장에서 산배출 증가 - 중탄산염 재흡수 증가	- 신장에서 산배출 감소 - 중탄산염 재흡수 감소
증상	- Kussmaul 호흡 - 허약, 혼수, 구토 등 - 고칼륨혈증: Vf	- 호흡저하 - 저칼륨, 저칼슘혈증 - 테타니(Tetany) - 혼돈, 현기증	- 호흡곤란, 빈맥 - 불규칙한 맥박 - 고칼륨혈증: Vf	- 환기과다(과호흡) - 기절 - 경련
치료	- 원인 질환 교정 - NaHCO3투여 - Insulin 투여	- 원인 교정 - Acetazolimide - HCl	- 체위 변경 - 기침	- 대상자 안정시킴 - Rebreather mask 사용

4) 전해질 검사

검사	정상치	임상적 의의	
		증가	감소
Na	Random: 135~145mEq/L 24hr: 40~220mEq/L	혈액농축, 신염, 유문부 협착	Addison's disease, 점액수종
K	Random: 3.5~5.5mEq/L 24hr: 25~120mEq/L	Addison's disease. 핍뇨, 무뇨, 용혈, 조직파괴	당뇨성 산증, 설사, 구토
Cl	Random: 98~110mEq/L 24hr: 110~250mEq/L	신염, 요관협착, 빈혈, 에테르 마취	당뇨병, 설사, 구토, 폐렴, 중금속 중독, 쿠싱병, 화상, 장협착, 열성상태

5) 혈액 당 검사

<table>
<tr><th rowspan="2">검사</th><th rowspan="2" colspan="2">정상치</th><th colspan="2">임상적 의의</th></tr>
<tr><th>증가</th><th>감소</th></tr>
<tr><td rowspan="2">FBS
60min
120min
180min</td><td>B.glucose</td><td>U.glucose</td><td rowspan="6">당뇨병
갑상선기능항진증
말단비대증
감염
암</td><td rowspan="6"></td></tr>
<tr><td>80~120mg/dL
20~50mg/dL
5~15mg/dL
Fasting level below</td><td>(-)
(-)
(-)
(-)</td></tr>
<tr><td>Glycosylated HbA1</td><td colspan="2">5~9%</td></tr>
<tr><td>Urine glucose 24hr</td><td colspan="2">130mg/dL</td></tr>
<tr><td>Glucose fasting</td><td colspan="2">70~110mg/dL</td></tr>
<tr><td>Glucose 2PPBs</td><td colspan="2">5~15mg/dl above fasting level</td></tr>
<tr><td>Gastric juice</td><td colspan="2">BAO: < 2mEq/hr
MAO: 5~40mEq/hr</td><td>십이지장 궤양
Zollinger-Ellison syndrome</td><td>위궤양</td></tr>
</table>

6) 혈액 응고 검사

검사	정상치	임상적 의의	
		증가	감소
BT (bleeding time)	1~4mm	자반증, 혈소판 감소	
CT (coagulation time)	6~13mm	혈액질환, 여러 가지 혈액응고인자 결핍	
PT (prothrombine time)	10~15sec (100~80%)	혈액질환, 비타민 K 결핍, 간염, 경화증, 급성 독성 간괴사	
APT	20~38sec	혈우병, 비타민 K 결핍, 간질환, DIC	암, DIC 초기, 급성출혈 직후
Fibrinogen	200~400mg/dL	임신, 폐렴, 백혈구 증가되는 감염 시	급성 간위축, 경화증, 티푸스열

7) 소변 검사

검사	정상치	임상적 의의	
		증가	감소
Color	Amber yellow		
S.G	Random: 1.003~1.030 24hr: 1.015~1.025	당뇨병, 신증, 체액상실	중증의 신장 손상, 소변량 증가
pH	4.6~8.0	요도감염, 유분부 협착	신장기능 저하, 고단백식이
Glucose	(-)	당뇨병, 송과선 장애, 혈압 상승,	
Protein	(-)	신장질환, 외상, 중증빈혈, 복부종양, 갑상선기증항진, 심장병, 장협착	
occult blood	(-)	중증화상, 말라리아, 용혈, type이 다른 혈액 수혈, 독성약물 복용	
Ketone	(-)	수술전, 임신, 당뇨병, 산증	
Bilirubin	(-)	간염, 간기능 저하, 간세포 질환, 담도협착	
Urobilinogen	0.2~1Enrlich unit/dL	Cirrhosis, 용혈성 질환, 담관질환	설사, 신장기능장애
RBC	0~3/HPF	신장질환	
WBC	0~5/HPF	신우신염	
Ep.cell	occsional renal ep.cell	신증, Amyloidosis, Poisoning	
Bence-Jones protein	(-)	Myeloma가 있을 때 골수에서 생성되어 요중에 나타남	

4. 소생술을 위한 알고리즘

1) 전문심장소생술 알고리즘

가. 심정지환자 알고리즘

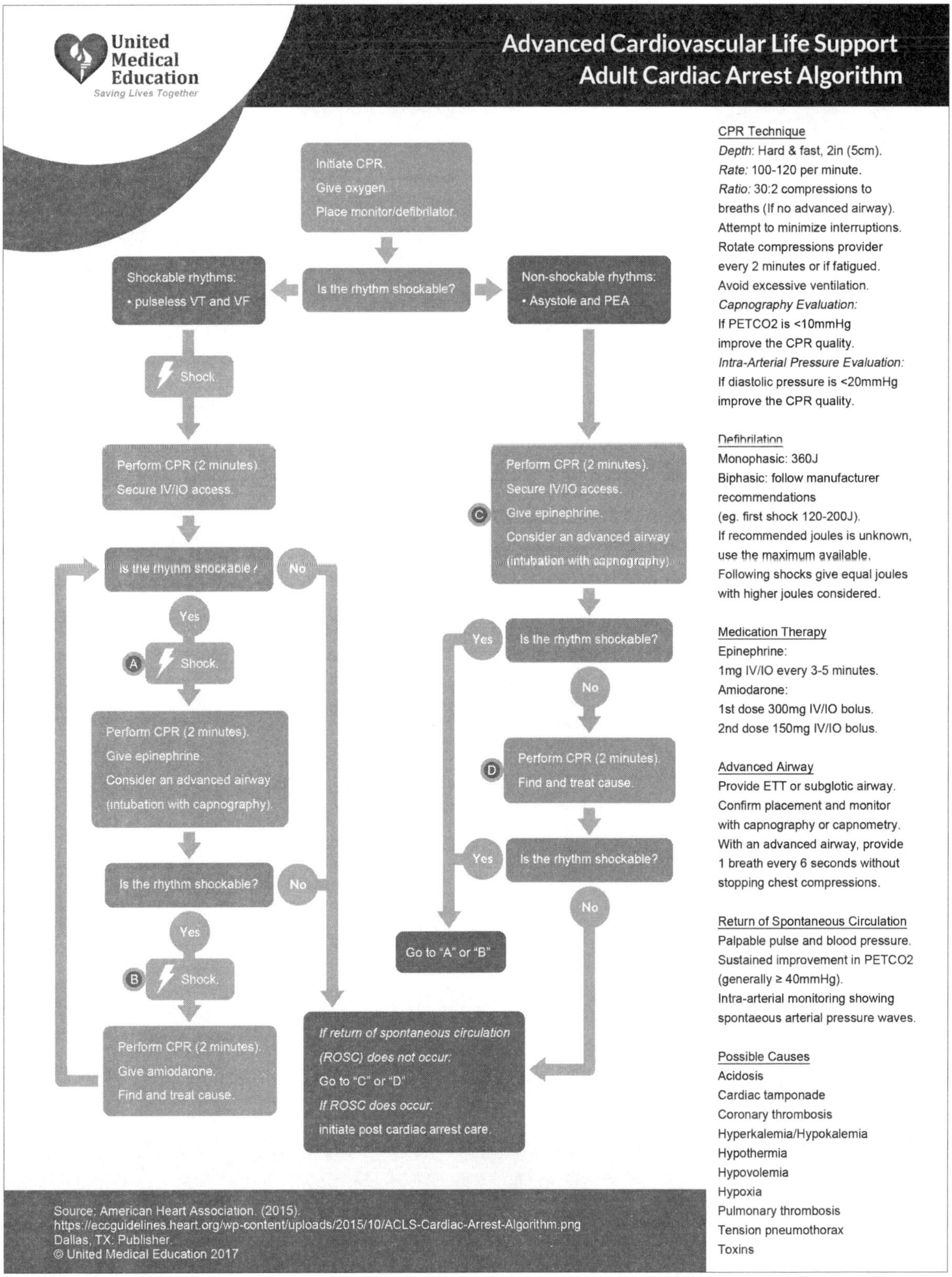

나. 빈맥환자 처치 알고리즘

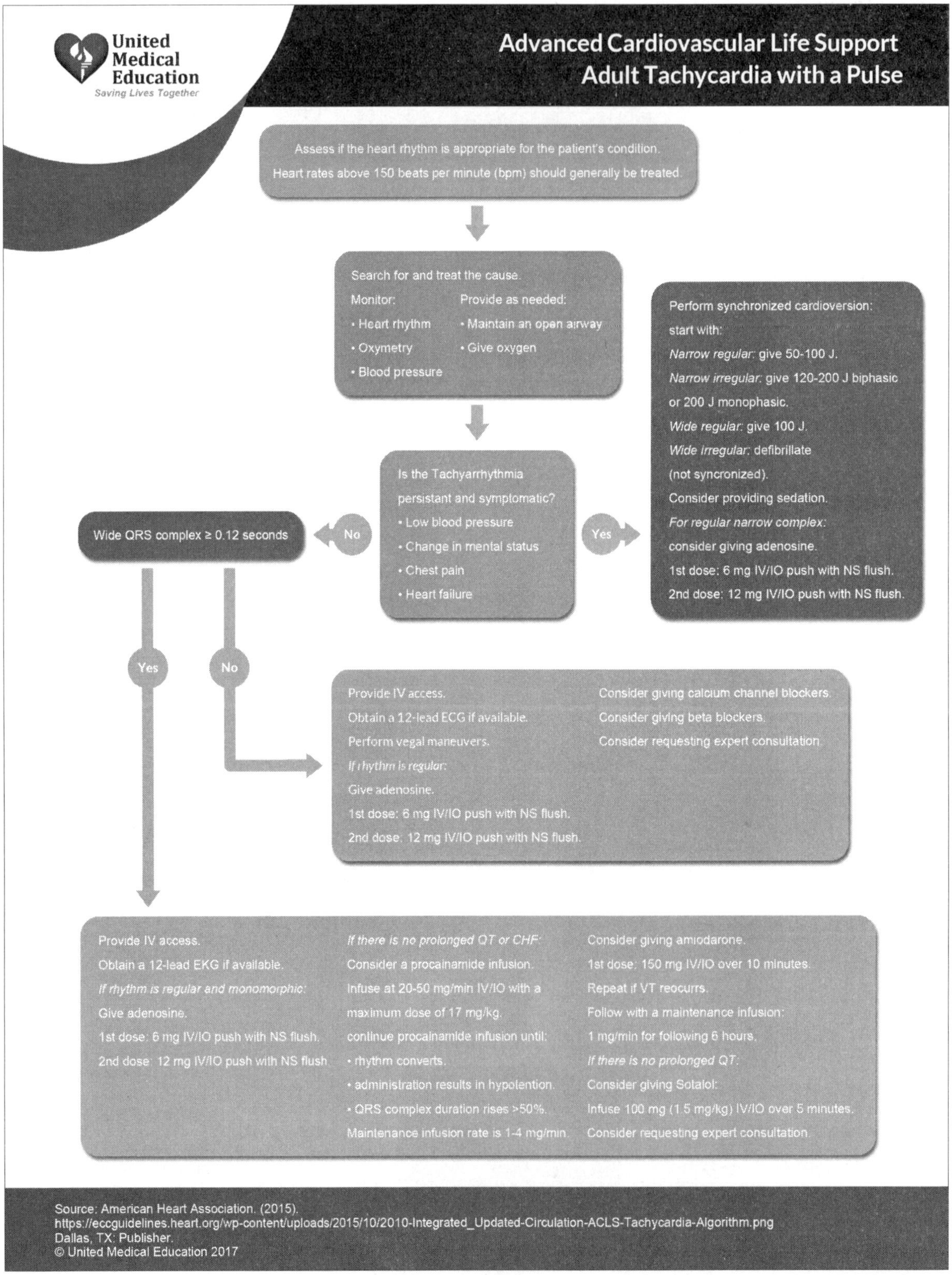

다. 서맥환자 처치 알고리즘

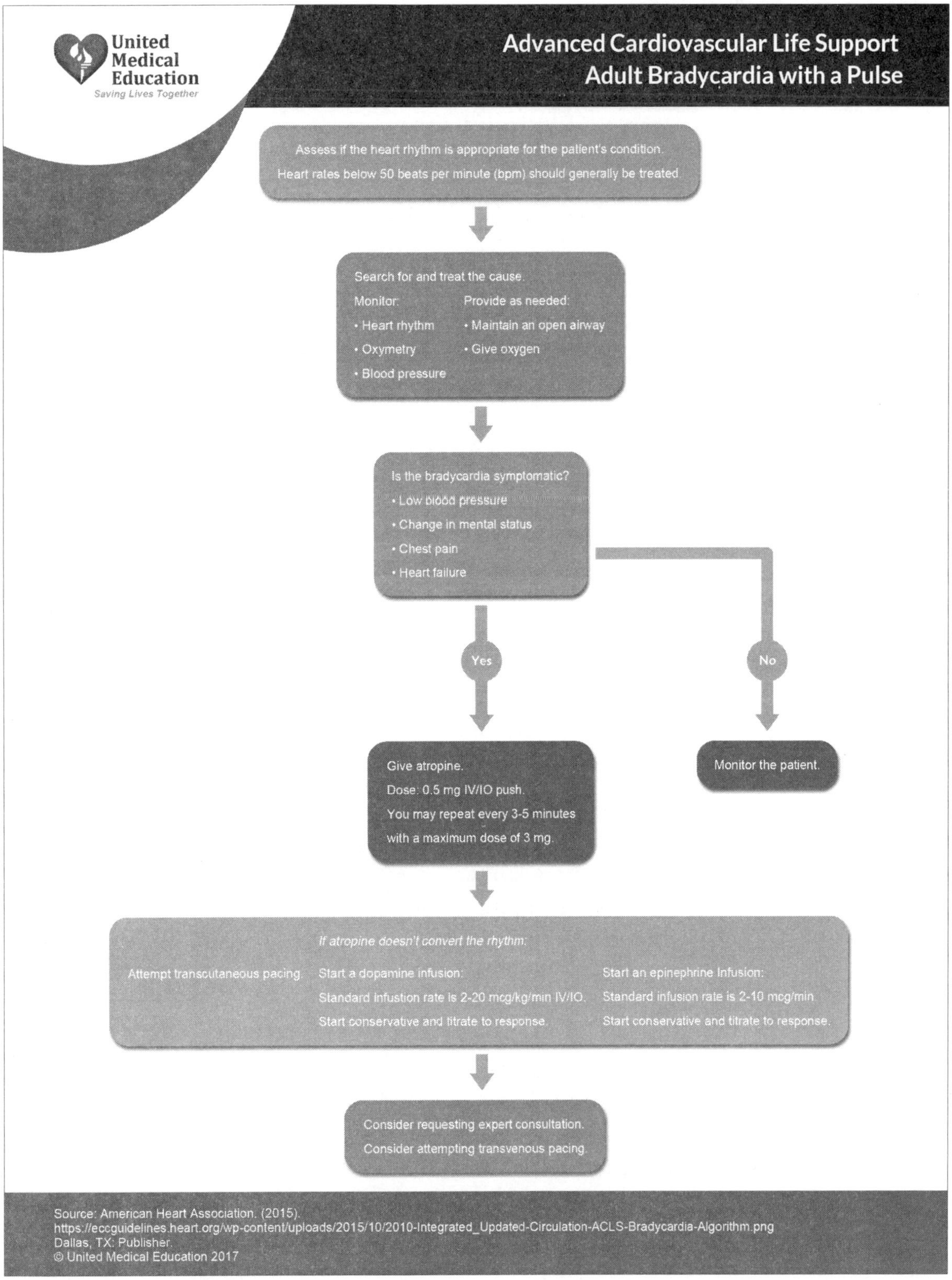

5. 응급약물 및 수혈 순서

1) 병원 기본 응급약물과 약리작용

<table>
<tr><th colspan="4">1. Adrenergic drugs(Sympathomimetic drugs)/Catecholamine</th></tr>
<tr><td rowspan="4">Epinephrine</td><td>효과</td><td>• 심정지 환자: 말초혈관을 수축 → 관상동맥 및 뇌관류압 증가
• 호흡기계 환자: 기관지 평활근에 직접작용 → Tidal volume 증가
• 고혈당증 환자: 간에서 Glycogen 분해 증가 → Glucagons 유리를 증가
→ 인슐린 유리 억제</td><td rowspan="4">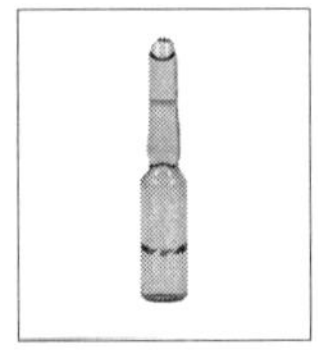</td></tr>
<tr><td>적응증</td><td>• 심정지: 무맥성 심실빈맥, 심실세동, 무수축 무맥성 전기활동</td></tr>
<tr><td>용량/용법</td><td>• 정맥 투여: 3~5분마다 1.0mg 투여
• 기관 내 투여: 정맥투여의 2~2.5배 용량을 투여</td></tr>
<tr><td>부작용</td><td>• 조직 괴사를 초래하므로 지속적으로 정맥 주사할 경우 가능하면 중심정맥으로 투여
• 알칼리성 용액에서 자동 산화되므로 중탄산나트륨과 섞어서 투여하면
적절한 약리 작용이 나타나지 않을 수 있음
• 심근의 허혈 및 심실부정맥 유발할 수 있음</td></tr>
<tr><td rowspan="4">Norepinephrine</td><td>효과</td><td>• 말초혈관저항 증가 → 심근수축력과 심박동수 증가</td><td rowspan="4">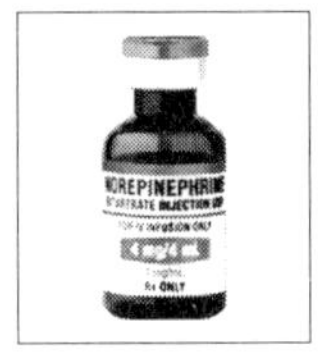</td></tr>
<tr><td>적응증</td><td>• 쇼크 환자: 급성 저혈압, 심근경색으로 인한 shock, 아나필락시스성 shock,
순환 혈액량 저하에 따른 급성 저혈압 또는 shock
• 심정지의 보조치료</td></tr>
<tr><td>용량/용법</td><td>• 분당 0.5~1.0 mg의 속도로 시작</td></tr>
<tr><td>부작용</td><td>• 피부: 조직의 괴사를 초래하므로 가능하면 중심정맥으로 투여
• 중추신경계: 두통
• 심혈관계: 심근의 산소 요구량 증가, 고혈압
• 기타: 조직의 허혈, 콩팥 관류의 감소</td></tr>
<tr><td rowspan="4">Dopamine</td><td>효과</td><td>• 분당 1~2㎍/㎏: 심박출량 증가
중심정맥압 증가 → 심장으로의 정맥 환류 증가
• 분당 10㎍/㎏: 신장, 장간막, 동맥과 정맥의 혈관수축
→ 말초혈관저항 및 폐혈관 저항 증가 → 심장으로의 정맥 환류 증가
• 분당 20㎍/㎏: Norepinephrine과 같이 강력한 말초혈관 저항의 증가
심박조율의 증가 → 심박출량 감소</td><td rowspan="4">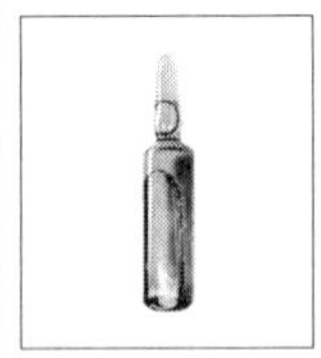</td></tr>
<tr><td>적응증</td><td>• 핍뇨: 소변량을 증가시킬 목적으로 사용
• 저혈압: 순환 체액량 부족이나 과다 없이 수축기 혈압이 90mmHg 이하인 환자</td></tr>
<tr><td>용량/용법</td><td>• 분당 1~5 ㎍/kg의 속도로 시작</td></tr>
<tr><td>부작용</td><td>• 저용량: 대개 부작용은 없다.
• 고용량: 심근허혈, 심박출량 감소</td></tr>
<tr><td rowspan="4">Dobutamine</td><td>효과</td><td>• 말초혈관 확장 → 심근수축력 증가
• 말초혈관 저항 감소 → 심박출량 증가</td><td rowspan="4">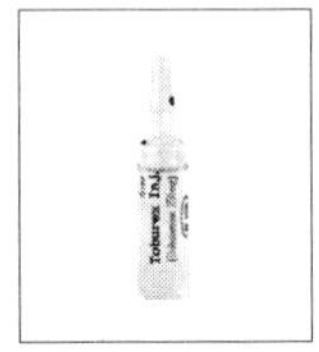</td></tr>
<tr><td>적응증</td><td>• 낮은 심박출량으로 인한 폐울혈, 심실 기능 부전으로 인한 저혈압 환자
• 우심실 경색 시 수액투여와 같이 투여
• 폐혈증과 동반된 부전</td></tr>
<tr><td>용량/용법</td><td>• 분당 2~20㎍/kg</td></tr>
<tr><td>부작용</td><td>• 중추 신경계: 두통, 진전
• 심혈관계: 빈맥, 고혈압, 협심증
• 소화기계: 오심</td></tr>
</table>

2. Anticholinergic agents (Parasympatholytic agents)			
Atropine	효과	• 서맥 • 2도 방실블록, 3도 방실블록 • 심실무수축	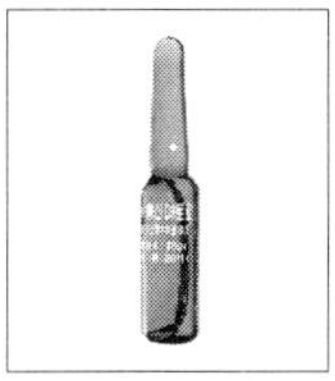
	적응증	• 서맥치료 • 유기인산염이나 카르바메이트 살충제 중독	
	용량/용법	• 소아 0.02mg/kg, 최대 0.05mg 초회량 0.05mg/kg, 필요에 따라 10~30분마다 반복 • 성인 IV: 0.5~1mg (최대 3mg) IV: 1~3mg, atropine 중독증상(예: 빠른맥)이 나타날 때가지 필요에 따라 반복	
	부작용	• 눈: 산동, 조절장애, 녹내장, 시야몽롱 • 정신신경계: 두통, 기면 장해, 어지러움 • 소화기계: 구갈, 오심, 구토, 연하장애, 변비 • 순환기계: 심계항진, 호흡장애	

3. Cardiotonics			
Digoxin	효과	• 심근 수축력 증가 → 심박출량 증가 → 주요 장기로 혈액공급 증가 • 콩팥의 노폐물 제거 증가 → 울혈증상 개선, 심박동수 감소	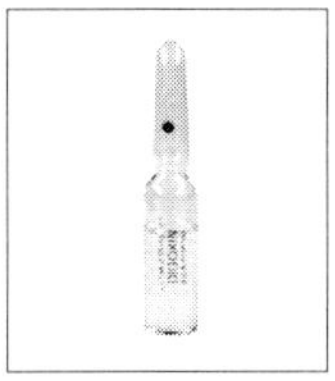
	적응증	• 급성 심부전	
	용량/용법	• 응급상황에서 최초 0.5~0.75mg(10~15㎍/kg) 투여, 1일 0.25~0.5mg 투여	
	부작용	• 위장관계: 식욕부진, 오심, 구토, 설사 • 중추신경계: 두통, 졸림, 시력장애, 정신 우울, 혼란, 섬망 • 심혈관계: 부정맥, 부분적 또는 완전한 Heart block ※ Digoxin 투여 시 주의사항 • 투여 전 맥박이 120회 이상 60회 이하일 경우 투여하지 않음 • 저칼륨환자는 투여 전 혈중 potassium 농도를 확인 • 혈중 digoxin 농도는 주의 깊게 모니터 • 마지막 용량을 투여 후 6~8시간 또는 다음 용량 투여 직전에 혈액을 채취 치료 혈장농도는 0.8~2ng/mL, 독성농도는 2.5ng/mL 이상	

4. Antianginal drugs			
Nitroglycerin	효과	• 혈관 평활근 이완 → 전부하 감소 → 심근 산소 요구 감소 • 심외막의 관상동맥 확장 → 관상동맥에 유발된 혈관경련 경감	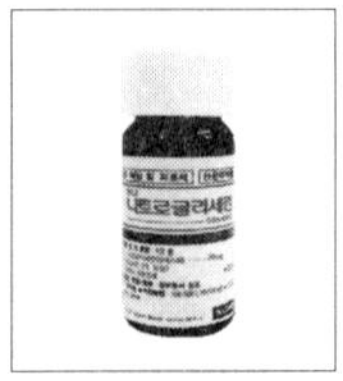
	적응증	• 급성 협심증 치료 및 만성 협심증 예방 • CHF 및 심근경색증 치료 • 심장 수술 시 혈압 제어	
	용량/용법	• 최초: 분당 0.1㎍/kg로 • 분당 0.5~0.8㎍/kg 정도의 용량으로 혈압 조절	
	부작용	• 중추신경계: 두통, 어지러움, 현기증, 불안 • 심혈관계: 저혈압, 빈맥 • 위장계: 오심, 구토, 소화불량 • 비뇨계: 배뇨곤란, 발기부전 • 피부: 접촉성 피부염, 홍조, 가려움증, 발진, 작열감	
Nifedipine (Adalat)	효과	• 칼슘 유입 차단 → 혈관 이완, 수축력 감소 → 심근 산소 소모와 에너지 감소	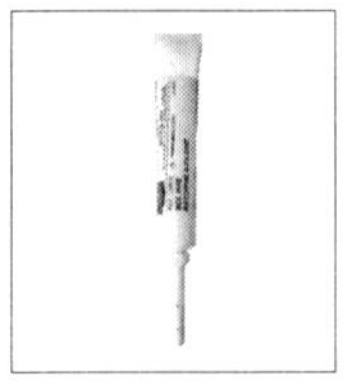
	적응증	• 본태성 고혈압 • 혈관 경축성 협심증, 만성 안정형 협심증과 관련한 흉부 통증 예방 • 두개 내 고혈압 예방 • 부정맥 치료 • 대뇌 동맥 경련 치료 및 편두통 치료	
	용량/용법	• 설하투여: 0.3~0.4mg 투여 후 1~2분 정도 경과 하면 소실, 소실되지 않으면 5분 간격으로 2회 반복 투여 • 정맥투여: 12.5~25㎍ 투여한 후 분당 10~20㎍ 속도로 투여하면서 점차 용량 증량	
	부작용	• 중추신경계: 두통, 어지러움, 현기증, 불안 • 심혈관계: 저혈압, 빈맥 • 위장계: 오심, 구토, 소화불량 • 비뇨계: 배뇨곤란, 발기부전 • 피부: 접촉성 피부염, 홍조, 가려움증, 발진, 작열감	
Verapamil (Isoptin)	효과	• 심근세포의 칼슘통로에 결합하여 차단 → 심장수축을 유발하는 전류 감소 → 동방, 방실결절의 전도를 지연	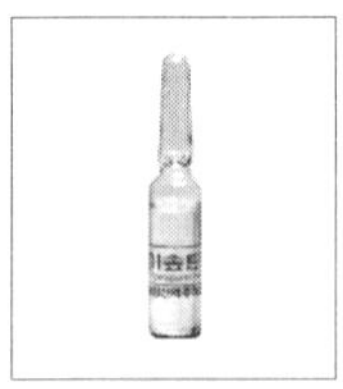
	적응증	• 발작성 심실상성 빈맥 • Adenosine에 반응하지 않을 경우 • 변형 협심증, 혈관경련성 협심증, 만성 안정형 협심증 치료 및 허혈성 증상 발현 감소	
	용량/용법	• 5~10 mg을 천천히 정맥 투여 • 필요시 반복 투여 가능	
	부작용	• 심혈관계: 저혈압, 심근 저하, 심부전 악화, AV 차단 • 중추신경계: 현기증, 두통 • 소화기계: 오심, 변비 • 피부: 조홍 • 기타: 부종	

5. Antiarrhythmic drugs			
Adenosin	효과	• 동방결절의 자율성 억제 → 방실결절 전도 속도 저하	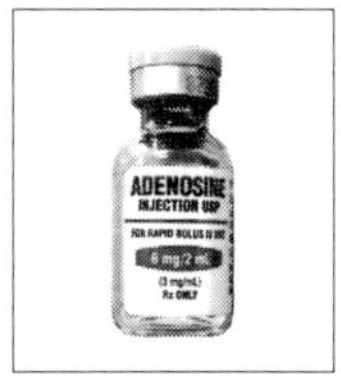
	적응증	• 심실성 빈맥	
	용량/용법	• 최초 6mg을 1~2초 내에 빠른 속도로 투여/최초 투여 후 1~2분 이내에 반응하지 않으면 12mg을 같은 방법으로 투여	
	부작용	• 방실차단: 일과성의 1도, 2도 또는 3도 방실차단이 나타날 수 있음 • 심한 경우 일과성의 부전수축이 나타날 수 있음	
Lidocaine	효과	• Na+ channel 차단 → 심실 근섬유의 역치상승 → 심근을 따라 전파될 수 있는 충동수를 감소 → 심박동수 감소 → 부정맥 교정	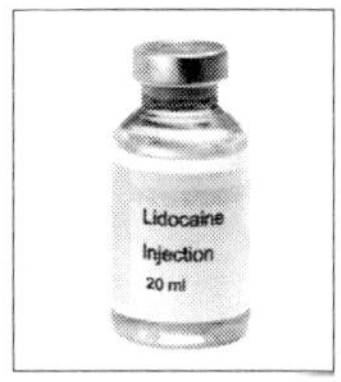
	적응증	• 심실성 부정맥, 심정지	
	용량/용법	• 심정지: 최초 1.0~1.5mg/cc/kg를 투여, 5~10분 간격으로 0.5~0.75mg/cc/kg을 반복 투여, max: 3mg/cc/kg • 제세동에 반응하지 않는 심실세동: 1.5mg/cc/kg를 투여 • Trachea: 정맥내 투여량의 2~2.5배 투여	
	부작용	• 헛소리, 어지러움, 졸음, 불안, 구토, 마비감 • 때때로 PQ 간격의 연장 또는 QRS 폭의 증대 등 자극 전도계의 억제 • 또는 혈압 저하, 쇼크, 서맥, 드물게 심정지	
Amiodarone	효과	• 불응기와 재분극 연장 → 심실조동 억지 증가	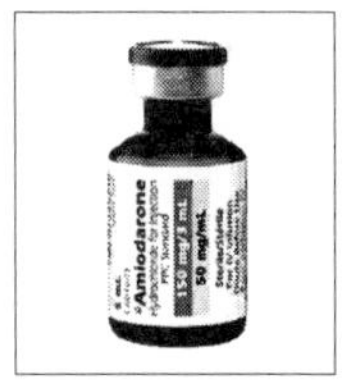
	적응증	• 3회 제세동 후에도 심실세동이 계속되는 환자	
	용량/용법	• 300mg + N/S 20~30mL 빠른 속도로 정맥투여 • 심실세동이 재발한 경우는 150mg을 추가로 투여 • 심실빈맥 시 150mg을 10분에 걸쳐 정맥투여	
	부작용	• 순환기계: 서맥, 부정맥 • 소화기계: 오심 • 신경계: 두통	

6. 해독제, 약물 의존성 치료제			
Bicarbonate	효과	• 산염기 평형, 효율성 산증을 위해 사용	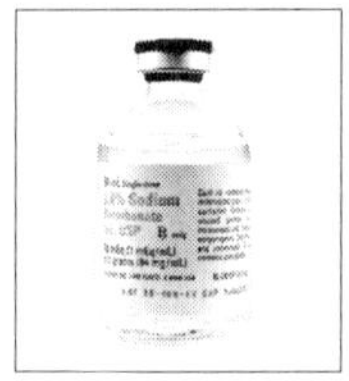
	적응증	• 심폐소생술중의 환자	
	용량/용법	• 초기 1 mEq/kg. 10분마다 최초량의 반을 투여	
	부작용	• 폐환기가 안 되어 CO_2가 축적되어 호흡성 산성화	
Calcium chloride	효과	• 활동전위 역치 조절 → 신경, 근육 활동 조절 → 정상 심장 기능 도움	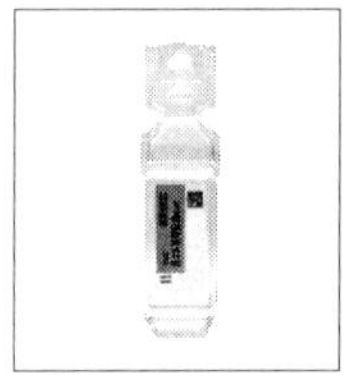
	적응증	• 저칼슘혈증성 테타니 • 마그네슘 중독의 해독, 피부소양증 • 심장 소생술 (에피네프린 치료에 실패한 경우) • 고칼륨혈증	
	용량/용법	• 0.4~1g을 천천히 정맥 투여	
	부작용	• 순환기계: 말초혈관 이완 및 혈압 강하 • 혈액: 산증 • 기타: 골격근 이완, 식욕부진, 체중감소, 근육통, 관절통, 변비, 결석	
Ca. gluconate	효과	• 활동전위 역치 조절 → 신경, 근육 활동 조절 → 정상 심장 기능 도움	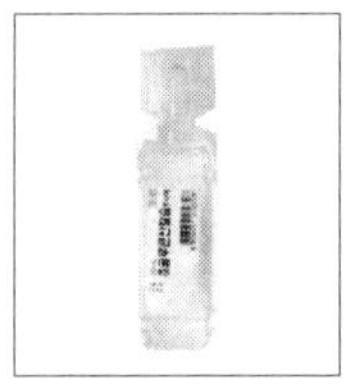
	적응증	• 저칼륨혈증으로 인한 테타니 또는 경련 • 두드러기, 고초열, 고칼륨혈증, 중금속 중독 • 고칼륨혈증에 의한 심장 장애	
	용량/용법	• 1~2g을 정맥 투여	
	부작용	• 심혈관계: 급속 정맥투여 시 부정맥, 서맥, 심장정지, 저혈압, 혈관이완과 실신이 가능 • 중추신경계: 압박감 • 소화기계: 분필 또는 초크맛 • 근골격계: 저림	

7. Anticonvulsants			
Magnesium	효과	• 중증 불응성 심실세동 • 무맥성 심실빠른맥, 심근경색 후 부정맥 예방 • 다형심실빠른맥(Torsades de pointes)	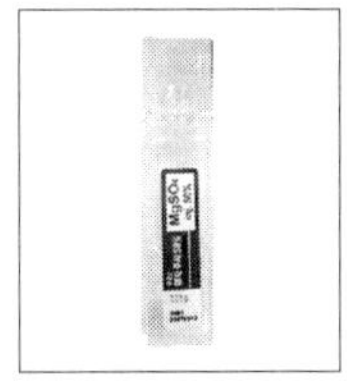
	적응증	• 경련, 자간, 저마그네슘혈증, 자궁경직	
	용량/용법	• 1~5g을 근육 또는 천천히 정맥 투여	
	부작용	• 순환기계: 전도장애, 서맥 • 대량투여 시: 마그네슘 중독을 일으켜 열감, 갈증, 혈압저하, 중추신경 억제, 심박동수 억제, 호흡마비 • 기타: 말초혈관확장	

8. Antianxiety drugs			
Diazepam (Merode)	효과	• 염소이온의 세포막 투과성 증가 → 신경흥분 시에 GABA의 억제효과 촉진 → 골격근 이완	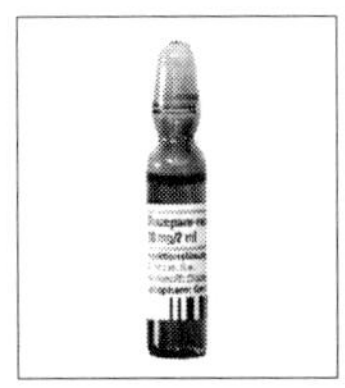
	적응증	• 신경증에서의 불안, 긴장 • 정신신체장애에서의 불안, 긴장 • 마취전 투약 • 알코올 금단증상 • 골격근 경련 또는 소발작 간질의 치료 보조제	
	용량/용법	• 불안, 긴장: 중증인 경우 5~10mg, 경증 또는 중등도의 경우 2~5mg을 정맥 또는 근육주사 • 골격근 경련: 5~10mg을 정맥 또는 근육주사 • 경련발작: 초회량 5~10mg을 정맥주사하고 필요에 따라 10~15분 간격으로 최대 30mg까지 천천히 정맥주사	
	부작용	• 불안, 긴장: 중증인 경우 5~10mg, 경증 또는 중등도의 경우 2~5mg을 정맥 또는 근육주사 • 골격근 경련: 5~10mg을 정맥 또는 근육주사 • 경련발작: 초회량 5~10mg을 정맥주사하고 필요에 따라 10~15분 간격으로 최대 30mg까지 천천히 정맥주사	

9. Anticoagulant drugs			
Heparin	효과	• 프로트롬빈에서 트롬빈으로 전환 방해 → 혈액응고 형성 억제	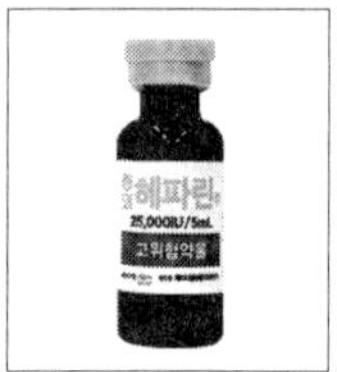
	적응증	• 이미 존재하고 있던 응고의 확대를 막는다. • 고위험 환자(immobility, 골절, 심장 질환, 비만, 정맥류, 심부정맥 혈전증, 골반 수술, 인공 심장판막 등)에서 혈전 생성을 예방	
	용량/용법	• 초회량 5000iu 단위를 1000iu/hr 속도로 등속 주입한 후 aPTT 값을 측정하여 환자의 상태에 따라 20,000~40,000iu/day을 정맥 투여	
	부작용	• 출혈: 하혈, 토혈, 혈뇨 • 혈소판 응집을 유도하여 새로운 색전 유발 • 혈소판 감소증 발생	

10. 뇌하수체호르몬			
Vasopressin	효과	• 피부, 근육, 장으로의 혈관수축 → 혈류량 감소 • 관상동맥, 신동맥은 수축시키지 않으며 뇌혈관 이완 → 뇌로의 산소 공급 증가 · 신장의 재흡수 증가 → 심장수축력 증가	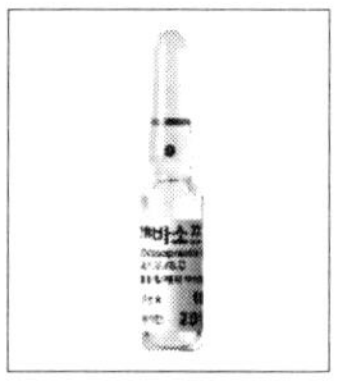
	적응증	• VF, VT	
	용량/용법	• Cardiac arrest 시 40iu 1회 투여	
	부작용	• 과민증: 쇼크, 발진, 두드러기, 홍조 • 순환기계: 심부전, 심박동 정지, 심근허혈, 심실성 기외수축, 관상동맥수축, 혈관수축, 흉통, 서맥, 부정맥, 심계항진, 혈압상승 • 정신신경계: 두통, 어지러움, 실신, 불안, 정신착란, 졸음, 혼수, 진전 • 소화기계: 오심, 구토, 설사, 복통, 위장관 경련 • 자궁: 자궁수축, 과다월경 • 근골격계: 근육통, 무력, CPK 상승 • 기타: 수분중독, 무뇨, 핍뇨, 쇠약, 피부 창백, 오한, 발열	

2) 수혈 시 혈액 제제의 용량 및 주의사항

(1) 응급수혈의 적용

긴급하게 적혈구의 수혈이 필요한 출혈성 쇼크 상태인 응급환자에 대하여 환자의 검사용 혈액을 채혈할 시간도 허락되지 않을 때 적용되며, 수혈용 혈액제제의 선택은 혈액형 확인 전은 O형 적혈구를, 혈액형 확정 후에는 ABO 동형 혈액 사용이 원칙이다.

(2) 대량수혈

24시간 내 전혈에 해당되는 양이나 PRBC 10unit 이상을 수혈하는 경우

▶ 문제점과 치료

① 응고인자의 결핍: 20units 이상 투여 시 잘 발생

② Platelet count < 100mg/dL: cryoprecipitate 투여

③ 저체온증: 혈액제제, crytalloid 환자를 따뜻하게 해준다.

④ 저칼슘혈증(hypocalcemia): 드물긴 하나 저칼슘혈증에 합당한 증상이나 징후가 나타나면 칼슘을 투여함. 그러나 혈액제제를 주입하고 있는 line으로 주입하면 안 됨

⑤ 그 외 전해질 불균형(hypo/hyperkalemia), volume 이상

(3) 수혈 전 검사

- ABO 및 Rh Type 검사: 동종 혈액형을 원칙으로 함.
- 교차검사(Cross-matching): 환자가 적혈구 항원에 대한 항체를 가지고 있다면 적혈구를 수혈한 경우에는 이에 해당하는 항원이 없는 적혈구 제제를 찾아야 함. 이를 알아보기 위한 검사가 교차시험임.
  즉, 환자의 ABO, Rh 혈액형과 일치하며 교차검사상 응집이나 용혈을 보이지 않는 경우에만 수혈을 할 수 있음.

(4) 혈액 성분 제제

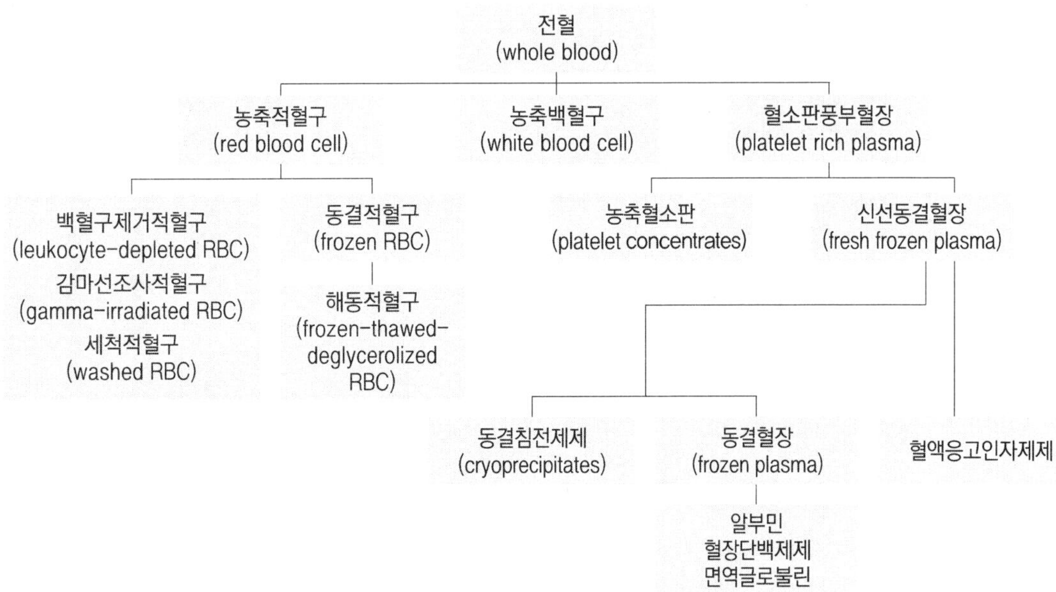

(5) 혈액제제의 적용

분류	종류	적응증	용량	비고
전혈 및 적혈구 제제	1) 전혈 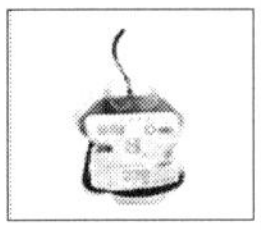	1) 수술이나 외상에 의한 출혈로 혈액량의 25% 이상 출혈 시 사용 - 전혈 수혈은 산소운반능력과 혈액량 확장이 동시에 요구되는 경우만 사용함	1) 450~500ml/단위	- 1단위 수혈: 혈색소 1g/dL 증가됨 1) 24시간 이상 저장된 전혈에는 생존가능한 백혈구가 거의 없고, Facor V, VII의 농도도 60% 감소, 혈소판은 20% 정도만 남음. 백혈구, 혈액 응고인자 보충을 위한 추가 제제 공급 필요함(백혈구, 혈소판, 신선동결혈장). 적혈구는 30% 감소하므로 시간 경과시 K^{+}, NH_4^{+}가 증가(간질환 시 주의하며, Ca^{2+}의 감소가 일어남) 2) 2unit 또는 15mL/kg, 1unit 당 Hb 1g/dL, Hct 3% 증가. 대부분 2Pack 이상 필요.
	2) 농축적혈구 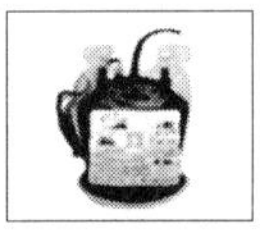	2) packed Red blood cells(PRBC's) 제형, 성분: RBC 65~80%, plasma 20~35% 전혈에 비해 적은 antigen, WBC poor-기관이식환자 - 급성출혈이나 Hb7g/dL 이하의 만성빈혈 환자이거나 빈혈의 증상을 가진 환자 - 심폐질환이 있으며 Hb7g/dL 이하인 환자	2) 450~500ml/단위	
	3) 백혈구제거 혈액제제 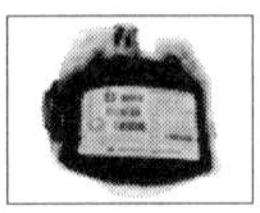	3) 발열성 수혈 부작용을 예방 HLA동종 면역에 의한 혈소판 수혈불응증의 예방, 계속적인 혈소판 수혈이 예상되는 백혈병, 장기이식 또는 면역기능이 저하된 환자에게 적용	3) 200~250ml/단위	
혈소판 제제	1) 농축혈소판 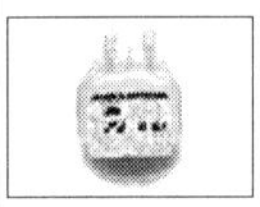 2) 성분채혈 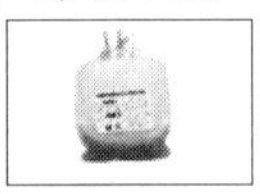	- platelet concentrate - 혈소판감소증 또는기능장애 - 백혈병, 재생불량성 빈혈 - 항암제치료(혈소판 20,000/uL) 이하 - 수술, 대량 출혈 및 외상 시 level 〈 50,000/㎕ - 동반된 간질환, 신질환(platelet dysfuntion)시 level 10,000~50,000/㎕	40ml/pack	- 1단위(6pack, 250~300ml) 3~6*1011 platelets 수혈: 성인의 경우 6~8 단위 한꺼번에 수혈 시 혈소판 올림 (50,000~ 60,000/㎕). - ABO, Cross matching은 필요 없으나 권장됨.
혈장 제제	동결침전 제제 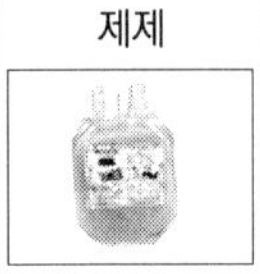	- Fresh frozen plasma(FFP) - 심각한 간질환, Coumadin Toxicity의 치료 및 파종성 혈관내 응고증(DIC) 대량 수혈 - 후천성 혈액응고 인자 결핍성 출혈 시 보충함 - 비타민 K 결핍(간질환)시 10~15ml/kg 투여하며 이 용량 투여시 대부분의 응고인자 농도를 15~20%까지 증가시킴	180~200 ml/pack	- 1단위 수혈: 2.5% 증가 - 4단위 수혈: 10% 증가 - 보통 수혈량: 3~4 단위 응고인자, 40ml/kg(2,800ml/70kg, 1pack = 약 200ml,14pack)는 fluid overload 유발, ABO compatibility는 반드시 시행, 교차반응 검사는 필요 없음.
Cryop- recipitate		- 1bag에 50~100units의 factor VII activity 함유 - 그 외 성분은 fibrinogern 225mg, non Willebrand's factor, factor XIII Hypo-fibrinogenemia (fibrinogen<100mg/dL) - 외상 화상 또는 패혈증의 치료를 위한 Fibronectin의 보충	10~50 ml/bag	- 1 unit/5 또는 10~20bag을 한 번에 투여, 75mg/dL의 fibrinogen 증가

(6) 수혈반응(Transfusion reaction)

① 교차반응과 혈액제제 부작용

- Type-specific non-crossmatch의 혈액 투여에 의한 사망은 1/3,000만 정도가 된다. 대부분의 원인은 환자 정보의 labeling 또는 ID 오류에 의한 경우이다.
- Non-ABO 항체는 전에 수혈 경험이 없는 경우 0.04%, 수혈 경험이 있는 경우 0.3%에서 가진다.

② 발열성 반응(Febrile non-hemolytic reactions)

- 수혈을 시작하자마자 또는 수혈 중에 발생(발생률: 3~4%).
- 공여자가 많거나 Anti-leauocyte Ab가 원인이다.
  - 치료: 수혈중단, transfusion reaction에 준해서 치료한다.

③ 두드러기 반응

- 국소적 반점, 두드러기, 소양증
- 발열, 오한과 다른 부작용이 없으면 관찰만으로 충분하며, 계속 수혈을 지속할 수 있는 유일한 반응이다.

④ 용혈성 수혈반응(Hemolytic transfusion reaction)

- 발생률: 1/4만, 보통 ABO incompatibility에 의한다.
- 임상양상: 심계항진, 복통, 배부통, 실신, 앞이 깜깜해지고 흐려지는 느낌, 발열로서 2도 이상 상승한다.
- 치료: 즉시 수혈을 멈추고, Hemoglobinemia와 Hemoglobinuria가 있는지를 찾아야 한다. 바로 환자의 ID, 이름, 혈액 등록번호 등이 맞는 지를 확인하고, 혈액과 환자 hemoglobin, peripheral smear, serum bilirubin, 다시 antibody screen과 crossmatch를 의뢰하도록 한다. 소변량을 시간당 100cc 이상으로 유지하고, 소변을 알칼리화해서 급성 신부전을 최소화하도록 노력한다. Mannitol은 신장관류의 호전없이 신장에서의 재흡수를 감소시킴으로서 소변량을 늘리므로 도움이 되지 않는다.

⑤ Anaphylactic reactions

- 거의 대부분 Anti-IgA항체에 연관되어서 발생한다.
- 혈액이 처음 수 cc 들어가자마자 발열의 증상 없이 안면홍조, 천명음, 복통, 구토, 설사, 저혈압이 발생한다.
  - 치료: 수혈을 멈추고 Benadryl, epinephrine, steroids 등을 적응에 맞게 투여한다.

6. Case Presentation 작성 요령(발표용)

1) 발표목적

실습기간 동안 실제 만나본 환자의 case 중 관심있는 질환의 환자를 선정하여 처치과정 및 경과를 관찰하고, 이에 대한 이론적 지식을 습득한 후, 타인과 공유하기 위함이다.

2) 작성 순서

– 작성 순서는 응급구조사의 1차, 2차 평가 및 처치 과정을 따른다.

순번	관찰사항		비고
1	인적사항		성명은 성만 기술, 연령, 성별은 정확히 기술한다.
2	Chief Complaint		환자나 보호자가 이야기하는 대로 작성한다(예: "머리가 아프대요"–보호자).
3	내원상태	Airway	외상환자는 경추손상 및 고정여부를 함께 관찰한다.
		Breathing	외상환자는 기이성 운동여부를 함께 관찰한다.
		Circulation	외상환자는 출혈여부 및 양상을 함께 관찰한다.
		Defibrillation / Disability	외상환자는 PMS를 관찰한다.
		EKG / Expose	외상환자는 개방성 상처를 확인한다.
4	현 병력	Onset	발병시각 및 상황
		Provocation / Palliation	유발/완화요인
		Quality	통증의 질
		Region / Radiation	부위/ 방사
		Severity	심각성 (환자의 심각도를 1점부터 10점 중 고르도록 함)
		Time	증상이 지속적인가? 간헐적인가? 얼마나 지속되었는가?
		Associated Symptoms	주호소와 관련된 다른 증상은 무엇인가?(예: 머리가 아플 때 마다 가슴이 뛰어요)
		Pertinent Negatives	주호소와 연관된 문제는 없는가?(예: 외상환자의 경우 사고의 형태 함께 기록)
5	과거력	Sign and Symptom	증상(주관적)과 징후(객관적)
		Allergies	특정물질에 대한 알레르기 여부
		Medication	투약중인 약물
		Previous illness	과거의 질병
		Last meal	마지막으로 음식을 섭취한 시간이나 섭취량
		Event	질병이나 외상을 유발한 상황
6	V/S	BP	측정부위, 수치를 정확히 기술(mmHg)
		Respiration	1분간 full Respiration 회수 및 규칙성 평가(　회/분)
		Pulse	1분간 full Pulse 회수 및 규칙성 평가(　회/분)
		Body Temperature	측정부위, 결과를 정확히 기술(℃ or ℉)
7	처치 내용		응급환자보고서를 참조.
8	추정 진단		실습 학생의 추정 진단명을 적어본다.
9	진단명		의료기관에서 내려진 공식 진단명을 기술한다.
10	기타		기타 내용 및 추가자료 첨부.

환자 사례조사는 실제 환자를 관찰하며, 실습생에 의하여 작성되는 것으로, 의료기관내의 기록지는 참고용으로만 사용합니다.